DU RHUMATISME

ET

DE LA DIATHÈSE RHUMATISMALE

PAR

LE DOCTEUR M. MACARIO,

Docteur en médecine de la Faculté de Paris,
chevalier de l'ordre royal des saints Maurice et Lazare,
associé national de la Société d'anthropologie de Paris, correspondant des sociétés médicales
de Lyon, Marseille, Nimes, Saint-Étienne, Besançon, Chambéry, d'Aversa,
de l'Académie royale de médecine de Turin, de la Société médico-psychologique de Paris,
de la Société des sciences naturelles et médicales de Dresde,
de la Société météorologique d'Écosse,
de la Société historique du département du Cher,
de la Société d'éducation de Lyon, de la Société littéraire de la même ville,
des Sociétés d'agriculture, sciences, belles-lettres et arts d'Orléans
et de Poligny (Jura), de l'Académie des sciences de Montpellier,
lauréat de la même Académie, de la Société de médecine de Bruges,
lauréat de la même société, de la Société de médecine de Gand,
lauréat de la même société,
porté sur la liste des aspirants au titre de correspondant
de l'Académie de médecine de Paris,
médecin à Nice.

Quod vidi scripsi.
BAGLIVI.

Ouvrage couronné (premier prix) par la Société de médecine de Gand,
DANS SA SÉANCE DU 21 JUIN 1865.

DEUXIÈME ÉDITION
CORRIGÉE ET AUGMENTÉE.

PARIS

LIBRAIRIE DE GERMER-BAILLIÈRE
17, rue de l'École-de-Médecine.

1867

DU RHUMATISME

ET

DE LA DIATHÈSE RHUMATISMALE.

OUVRAGES DU DOCTEUR MACARIO.

1° Du sommeil dans l'état de santé et de maladie; précédé d'une lettre du docteur Cerise. 1 vol. in-8°, 1857. Chez Parisse frères, Paris et Lyon, et chez Germer-Baillière, 17, rue de l'École-de-Médecine, Paris.

2° Du traitement moral de la folie. Paris, chez Germer-Baillière. 1843.

3° De la démonomanie. (*In Annales médico-psychologiques.*) Paris, 1844.

4° Des hallucinations. (*In Annales médico-psychologiques.*) 1846.

5° De la paralysie hystérique. (*In Annales médico-psychologiques.*) Paris, 1844.

6° Des rêves. (*In Annales médico-psychologiques.*) 1846.

7° De la paralysie dans la pneumonie. (*In Bulletin de thérapeutique.*) Paris, 1850.

8° Topographie médicale du canton de Sancergues (Cher). Bourges, 1850.

9° Des affusions froides dans quelques affections nerveuses. (*In Annales médico-psychologiques.*) Paris, 1851.

10° De l'efficacité des inhalations iodées dans la phthisie. (*In Bulletin de thérapeutique.*) Paris, 1851.

11° Des fièvres continues graves. (*In Union médicale.*) Paris, 1857.

12° De l'embarras gastrique. (*In Abeille médicale.*) Paris, 1852.

13° De la pneumonie aiguë chez les paysans. (*In Moniteur des hôpitaux.*) Paris, 1853.

14° Des pulsations abdominales idiopathiques. (*In Annales médicales de la Flandre occidentale.*) Roulers, 1853.

15° De la pneumonie. Deuxième édition augmentée. (*In Annales médicales de la Flandre occidentale.*) Roulers, 1854.

16° Des paraplégies essentilles. (*In Annales médicales de la Flandre occidentale.*) 1854.

17° Des inhalations anesthésiques dans l'éclampsie. (*In Revue de thérapeutique médico-chirurgicale.*) Paris, 1854.

18° Des fièvres intermittentes. (*In Gazette médicale de Lyon.*) 1856.

19° De la colique nerveuse. (*In Gazette médicale de Lyon.*) 1855.

20° Des paralysies dynamiques ou nerveuses. Ouvrage couronné par l'Académie des sciences de Montpellier (médaille d'or, prix 1855). 1 vol. in-8°. Paris, chez Germer-Baillière. 1859.

21° Du traitement des fistules par les injections au nitrate d'argent. (*In Revue de thérapeutique.*) Paris, 1854.

22° Des bains de vapeurs térébenthinées. (*In Union médicale.*) 1857.

23° De la chlorose dans les deux sexes. (*In Annales médicales de la Flandre occidentale.*) Roulers, 1859.

24° De la dyssenterie. (*In Annales médicales de la Flandre occidentale.*) 1859.

25° Du maillot humide dans le traitement du rhumatisme articulaire aigu. (*In Abeille médicale.*) Paris, 1858.

26° Du traitement des névralgies et des affections goutteuses, rhumatismales et catarrhales chroniques par les bains de vapeurs térébenthinées. (*In Archives générales de médecine.*) Paris, 1859.

27° Leçons d'hydrothérapie, professées à l'École de médecine pratique de Paris. (1 vol. in-12, deuxième édition. Paris, chez Germer-Baillière, 1860.

28° Du traitement des fièvres intermittentes et de la cachexie paludéenne. Mémoire couronné par la Société de médecine de Bruges (médaille d'or, prix 1859). (*In Annales de la société* et *Gazette médicale de Paris,* 1860.

29° Du rhumatisme et de la diathèse rhumatismale. Ouvrage couronné (premier prix) par la Société de médecine de Gand. (*In Annales de la Société* et *Gazette médicale de Paris.*) 1866.

EN PRÉPARATION.

De la phthisie catarrhale et de la phthisie tuberculeuse et de leur traitement.
De la diphthéric (angine couenneuse et croup).

Paris. — Imprimé par E. Thunot et Cᵉ, rue Racine, 26.

DU RHUMATISME

ET

DE LA DIATHÈSE RHUMATISMALE

PAR

LE DOCTEUR M. MACARIO,

Docteur en médecine de la Faculté de Paris,
chevalier de l'ordre royal des saints Maurice et Lazare,
assoc'é national de la Société d'anthropologie de Paris, correspondant des sociétés médicales
de Lyon, Marseille, Nîmes, Saint-Étienne, Besançon, Chambéry, d'Aversa,
de l'Académie royale de médecine de Turin, de la Société médico-psychologique de Paris,
de la Société des sciences naturelles et médicales de Dresde,
de la Société météorologique d'Écosse,
de la Société historique du département du Cher,
de la Société d'éducation de Lyon, de la Société littéraire de la même ville,
des Sociétés d'agriculture, sciences, belles-lettres et arts d'Orléans
et de Poligny (Jura), de l'Académie des sciences de Montpellier,
lauréat de la même Académie, de la Société de médecine de Bruges,
lauréat de la même société, de la Société de médecine de Gand,
lauréat de la même société,
porté sur la liste des aspirants au titre de correspondant
de l'Académie de médecine de Paris.
médecin à Nice.

Qnod vidi scripsi.
BAGLIVI.

Ouvrage couronné (premier prix) par la Société de médecine de Gand,
DANS SA SÉANCE DU 21 JUIN 1865.

DEUXIÈME ÉDITION

CORRIGÉE ET AUGMENTÉE.

PARIS

LIBRAIRIE DE GERMER-BAILLIÈRE,
17, rue de l'École-de-Médecine.

1867

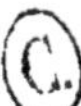

EXTRAIT DE LA GAZETTE MÉDICALE DE PARIS,
années 1866-67.

INTRODUCTION

Les auteurs ne sont pas d'accord sur la signification du mot *diathèse*. En effet, pour les uns la diathèse est une susceptibilité morbide, une disposition permanente à la maladie : c'est la doctrine de Galien, et dès lors elle fut confondue avec la prédisposition. Mais c'est là une erreur, car la prédisposition n'est pas la maladie, quoiqu'elle la contienne en puissance, en germe, comme le gland contient le chêne. Dira-t·on d'un sujet issu de parents tuberculeux qu'il est atteint de phthisie, quoiqu'il y soit disposé ? Évidemment non.

Pour les autres, c'est une disposition générale produite par la cause pathogénique et l'affection. Les adeptes de l'organicisme appellent diathèse l'action exubérante d'un organe, action qui le dispose à être affecté de maladies quelconques, et ils admettent ainsi des diathèses pulmonaire, gastrique, cérébrale, utérine, c'est-à-dire autant de diathèses qu'il y a d'organes, ce qui est absurde. En effet, s'il est vrai, comme le veut cette doctrine, que la diathèse n'est que l'irritation répétée sympathiquement sur divers organes, comment se fait-il que l'irritation dans un cas produise un cancer, dans l'autre le scrofule, dans un troisième la syphilis, etc. ?

Le mot diathèse joue un grand rôle dans la doctrine du

contro-stimulus. D'après l'école italienne, ce serait une condition maladive, soit excès de stimulus, soit excès de contro-stimulus, qui survit à la cause qui l'a produite et qui s'accroît même longtemps après que celle-ci a cessé d'agir. Mais, dans ce cas, il n'y aurait que deux diathèses, l'hypersthénique et l'hyposthénique. Or il est évident que le nombre en est bien plus considérable. Ce n'est pas tout : d'après cette doctrine, toutes les maladies aiguës sont aussi diathésiques, ce qui est évidemment contraire à l'observation clinique.

Pour nous la diathèse est une maladie *in toto* ou *totius substantiæ*, un état morbide général spécial, persistant, pouvant rester latent pendant un temps plus ou moins long, qui dispose l'économie à contracter des maladies dont les manifestations ordinairement successives et mobiles sont, comme le dit M. Teissier (GAZ. MÉD. DE LYON, 1857), identiques par leur nature, quels que soient leur forme et leur siége. Répétition et succession d'actes morbides différents par leurs formes et par leur siége, et cependant identiques par leur nature.

Combien de médecins ne se sont-ils pas laissé prendre à ces manifestations en apparence radicalement différentes! Et cependant ils n'ont eu affaire qu'à une maladie primitive; mais cette maladie capitale, en vieillissant avec les malades et en dégénérant, a tour à tour affecté des formes et des siéges différents, et ces métamorphoses, ces productions régressives et intermittentes d'une même racine nosologique ont passé pour autant de maladies aussi distinctes que le sont entre elles des maladies aiguës spécifiquement diverses.

Quoi qu'il en soit, les diathèses empirent toujours lorsqu'elles sont abandonnées à elles-mêmes, et peuvent à la longue altérer les liquides et les solides et produire en dernier résultat la cachexie et la cacochymie. Ainsi, la diathèse, comme le dit M. Baumès, est un fait, un état morbide réel, une maladie établie en cours d'évolution et non une maladie en train de se former : en un mot, c'est l'affection.

Cependant toutes les affections ne sont pas diathésiques. Les maladies aiguës, par exemple, ne le sont jamais, sans en excepter les maladies à répétition, car elles sont de trop courte durée pour permettre à la qualité diathésique de s'établir (1). Suivant M. Jaumes, les affections diathésiques sont toujours chroniques. Mais est-ce à dire que toutes les maladies chroniques sont diathésiques? Non certes, car, ajoute l'auteur cité, une maladie peut être longue parce qu'une complication, une lésion locale irrésoluble s'opposent à sa guérison. Le fait de la chronicité, dans les diathèses, est tout autre; c'est une vie nouvelle engendrée par l'association à long terme de l'activité hygide avec une activité pathologique. Elle diffère considérablement, comme on voit, de ce qui a lieu lorsqu'une complication, un désordre local trop avancé enraye, retarde ou empêche la guérison. Il peut y avoir ici cachexie, mais non diathèse. Ce n'est pas non plus ce qu'on observe dans les maladies chroniques qui sont entretenues par un accroissement ou une diminution du ton normal de l'ensemble. La vie nouvelle diathésique se distingue, non pas seulement par la quantité, mais aussi, suivant M. Jaumes, par la qualité de l'action.

Un individu goutteux, syphilitique, vit d'une vie qui le spécialise et en fait une existence à part et qui rappelle dans la sphère pathologique ce qu'est le tempérament dans l'ordre hygique. Le tempérament, en effet, est l'ensemble de qualités constantes qui spécifient la vie d'un individu bien portant. Eh bien! on retrouve les caractères du tempérament dans l'affection diathésique, puisqu'il y a également des qualités constantes qui spécifient l'économie, et par conséquent on peut définir la diathèse un tempérament morbide.

---

(1) Lorsqu'une maladie aiguë frappe un sujet à diathèse héréditaire latente, on comprend que cette maladie puisse revêtir promptement le caractère diathésique. Aussi est-il urgent de la combattre avec promptitude et énergie.

C'est là une expression des plus heureuses que je croyais avoir été le premier à trouver lorsqu'il me tomba entre les mains un article de M. Jaumes sur *les diathèses* inséré dans les numéros de décembre 1864 et de janvier 1865 du MONT-PELLIER MÉDICAL, où cette expression est nettement formulée. En résumé, un cancéreux, un scrofuleux, un syphilitique, etc., sont en pathologie l'analogue d'un bilieux, d'un sanguin, d'un lymphatique, etc., en physiologie hygide.

Y a-t-il des signes positifs qui puissent faire reconnaître un état diathésique à l'état latent? M. Tessier le croit ; suivant ce praticien, il est, en effet, quelquefois possible de deviner l'existence d'une diathèse chez un sujet qui n'a cependant présenté aucune manifestation locale évidente. Les sujets diathésiques auraient ordinairement des malaises vagues, des troubles fonctionnels variés, des névralgies erratiques, des migraines, de la lassitude, des modifications de la sensibilité et de la calorification, etc.

Ce sont là, à mon avis, des signes trop incertains auxquels il est bon de ne pas trop se fier.

Quoi qu'il en soit, les diathèses exercent une grande influence sur la marche des maladies accidentelles, elles leur impriment souvent leur cachet, et en prolongent la durée et favorisent leur passage à l'état chronique.

Ainsi, par exemple, une simple bronchite qui guérirait en quelques jours chez un sujet doué d'une bonne constitution, pourra prolonger sa durée chez un sujet à diathèse tuberculeuse, passer aisément à l'état chronique, et amener enfin à sa suite la tuberculose. Cette même bronchite, chez un sujet atteint de diathèse herpétique ou rhumatismale, pourra revêtir la forme d'un catarrhe pulmonaire tenace avec expectoration pituiteuse ou puriforme. Chez un diathésique goutteux enfin, elle pourra donner naissance à des crises violentes d'asthme, comme nous en rapporterons des exemples. (Teissier.)

L'angine, la laryngite ou un simple coryza pourra se comporter d'une manière analogue à celle de la bronchite, lorsque ces maladies se développent chez un sujet diathésique. L'asthme est très-fréquent chez les sujets herpétiques (1).

On voit par là de quelle importance est, en médecine pratique, la connaissance de l'état diathésique.

« Sont diathésiques les affections constitutionnelles imprimant à l'économie un cachet spécial. Ces affections, ordonnées pour la durée sans tendance à la solution, se fortifient par la réflexion de leurs actes, lesquels continus ou intermittents et pouvant varier de forme, se rattachent à la même cause générale et font partie d'une même unité morbide. » (Jaumes.)

Quelques auteurs prétendent que les maladies diathésiques sont toujours spécifiques, qu'elles sont constituées par la présence de principes morbides, spécifiques, véritables ferments inconnus dans leur nature, mais réels, qui circulent avec le sang. M. Jaumes a combattu cette opinion. Tout au contraire les diathèses spécifiques proprement dites sont rares, tandis qu'il y a beaucoup de maladies spécifiques qui ne sont nullement diathésiques : telles sont la rage, la variole, la rougeole, la scarlatine, l'érysipèle, etc.

Comme les tempéraments hygides, les tempéraments morbides ou affections diathésiques peuvent s'associer, se compliquer entre elles et former ainsi un produit complexe dont le diagnostic et par conséquent le traitement sont souvent très-difficiles. La tuberculose et la scrofule, par exemple, ont beaucoup d'affinité et sont souvent associées; il en est de même de l'affection goutteuse et de l'affection rhumatismale, et surtout de la diathèse rhumatismale et de la diathèse herpétique, au point que quelques auteurs n'en font qu'une seule diathèse. On connaît les travaux de M. Bazin sur les arthritides. Cet observateur éminent a tracé avec soin les caractères cliniques des dermatoses de nature rhumatismale ; il a

---

(1) Voy. *De l'asthme dans ses rapports avec la diathèse dartreuse*, par le docteur E. Poirier (de Gand). — Bruxelles, 1865.

montré les étroites relations pathologiques des manifestations
arthritiques du rhumatisme et de ses manifestations cutanées.
Ce qu'il y a de certain, c'est que ces deux diathèses combi-
nent souvent leur action ou se remplacent dans leurs manifestations. C'est ainsi que les douleurs rhumatismales sont
très-communes chez les sujets herpétiques. Mon ami M. Guéneau de Mussy, par exemple, a vu une éruption lichénoïdé
de l'avant-bras et de la main alterner avec un rhumatisme
articulaire très-opiniâtre, à forme subaiguë. La sensibilité de
la peau affectée était portée à un tel degré qu'on ne pouvait
la toucher sans arracher des cris à la malade.

Une autre fois, le même praticien a vu une arthrite passer à
l'état chronique en dépit de toutes les médications, chez une
jeune fille récemment guérie par l'usage des eaux sulfureuses et des topiques mercuriels, d'un eczéma de la face
qui durait depuis plusieurs années. (*Traité de l'angine glan-
duleuse, Introd.*)

Moi-même j'ai soigné tout dernièrement un sujet de 50 ans
environ, atteint de psoriasis et de rhumatisme articulaire
chronique à la fois. Son fils, âgé de 22 ans, qui porte écrite
sur son facies la diathèse herpétique, est également atteint
de douleurs rhumatoïdes.

L'union de la syphilis et de la scrofule est fréquente parmi
les Arabes.

Les praticiens ne doivent jamais oublier, lorsqu'ils sont en
présence d'une affection diathésique, que celle-ci peut em-
prunter les caractères d'une autre espèce morbide et leur
donner le change. C'est ainsi que la diathèse herpétique
peut simuler une affection nerveuse (hystérie, épilepsie,
asthme, etc.). La syphilis est encore plus protéique, comme
l'a démontré M. Prosper Ivaren dans son bel ouvrage sur les
métamorphoses de la syphilis. Le rhumatisme est également
susceptible de revêtir plusieurs masques, comme nous le verrons en parlant du rhumatisme viscéral.

Pour éviter l'erreur, il faut tenir compte, comme le dit

M. Guéneau de Mussy, de la marche de la maladie, des phénomènes qui l'ont précédée ou qui l'accompagnent, remonter
jusqu'aux prédispositions héréditaires, en un mot il ne faut
pas considérer l'affection actuelle comme un acte isolé, mais
étudier ses rapports avec tous les phénomènes morbides qui
l'ont précédée. Ces divers actes morbides ne sont, en effet,
dans beaucoup de cas, que des épisodes d'une même histoire
pathologique qui peut embrasser toute la vie du sujet et dont
il faut saisir le fil à travers tous les incidents qui sont venus
s'y mêler. A cette étude, il faut joindre celles des diverses
influences qui ont pesé sur l'organisme. La solution du problème clinique exige quelquefois toutes ces données. » (Guéneau de Mussy, *loc. cit.*, *Introd.*, p. xiv.)

Les affections diathésiques ne sont pas constamment telles
d'emblée. Ordinairement la qualité diathésique, comme l'observe M. Jaumes, vient s'ajouter petit à petit et plus ou moins
tardivement à l'affection, et elle imprime alors à l'individu un
cachet particulier. Une seconde nature, une vie nouvelle, vie
pathologique, s'unit à l'ancienne et forme un tout à unité
stable pendant un assez long temps, ayant des mœurs et des
lois propres. Mais, je le répète, il est des cancers, des tubercules, des scrofules, des rhumatismes chroniques, qui ne sont
point diathésiques. Les cas sont rares, il est vrai, mais ils
existent. La guérison de ces maladies, ainsi dépourvues de la
qualité diathésique, est beaucoup plus facile à obtenir. Au
surplus, lorsqu'une affection diathésique guérit, la diathèse
a disparu avant la maladie, car guérison et diathèse s'excluent mutuellement.

Mais quel est le travail pathologique qui s'opère dans les
profondeurs de l'organisme susceptible d'amener et d'établir
la diathèse? Il s'opère évidemment une viciation dans l'assimilation et la rénovation organique, et partant une modification du sang. Suivant M. le docteur Audiffrent (de Marseille)
(ABEILLE MÉD., 1864), le phénomène fondamental de la rénovation organique est sous la dépendance de la région affec-

tive du cerveau. Le phénomène d'assimilation et de désassimilation propre à tous les tissus vivants s'accomplit, dans le végétal, sous l'influence des seuls agents physiques, chaleur, électricité, lumière, etc. Dans l'animal, il exige encore une stimulation spéciale que le cerveau communique au corps par une troisième espèce de conducteurs, les *nerfs nutritifs*. L'étude des phénomènes pathologiques qui nous font assister à des altérations de la rénovation organique sous l'influence des perturbations morales, ne laisse aucun doute sur l'existence de ces nerfs bien distincts des nerfs sensitifs et moteurs.

Le cerveau modifie donc le corps par les nerfs nutritifs qui entretiennent la rénovation organique, et le modifie aussi par les nerfs moteurs qui sont les agents de toutes les contractions musculaires viscérales, vasculaires, etc. ; il est à son tour modifié par les nerfs sensitifs et les vaisseaux. Or, si la rupture de l'unité cérébrale vient à avoir lieu, la réaction des viscères languit aussitôt, la rénovation organique s'accomplit mal, d'une manière vicieuse, et une disposition morbide ne tarde pas à s'établir, laquelle disposition grandissant petit à petit finit par constituer la maladie affective à laquelle, si l'équilibre dans les fonctions du cerveau n'est pas rétabli, viendra tôt ou tard s'ajouter la qualité diathésique.

Les diathèses sont acquises ou congénitales. Celles-ci sont transmises par voie de génération. Dans ce cas, le sujet reçoit au moment même où il est conçu une fatale prédisposition qui contient virtuellement la maladie diathésique ; en d'autres termes, la qualité diathésique commence avec la maladie.

La diathèse herpétique particulièrement, qui se transmet par génération, est plus ou moins modifiée, suivant M. Pidoux, par trois influences, à savoir : le temps, le croisement, l'originalité plus ou moins forte de l'individualité du procréé. Comme les maladies chroniques ou constitutionnelles, dont elle est le germe partout présent, son énergie n'est pas égale dans tous les points de l'organisme, dans tous les temps et à tous les âges. Elle augmente, s'affaiblit, se transforme, s'use, se disperse, se concentre. En vieillissant ou en se croisant, deux conditions qui exercent sur elle une action assez analogue, de franche et déterminée qu'elle était dans ses manifestations (lésions ou symptômes), la diathèse tend à s'abâtardir et à se révéler par des phénomènes plus ou moins atténués ou affaiblis. Alors les affections qui en procèdent ont des localisations moins précises et des symptômes plus indécis. Elles deviennent frustes, s'étalent davantage, s'individualisent moins nettement comme maladies, et par conséquent s'identifient davantage avec le sujet, ce qui les rend moins *éliminables* ou moins susceptibles d'être jugées par ces révolutions médicatrices qu'on appelle crises. Elles deviennent donc plus inhérentes au sujet et plus personnelles. On reconnaît de moins en moins les caractères des maladies capitales dont elles ont dégénéré. C'est alors qu'elles se traduisent en affections beaucoup moins franchement déterminées, qu'elles tendent à s'assimiler à l'individu, à s'identifier avec la forme de santé qui lui est propre, et créent en général une irritabilité nerveuse féconde en névropathies diverses, en localisations subinflammatoires ou catarrhales combinées, ou alternant avec des névroses, des névralgies et des phlegmasies chroniques de la peau ou d'autres organes.

Cette transformation peut aller jusqu'à ne plus laisser dans l'organisme qu'une irritabilité générale et un état valétudinaire. Telle est la susceptibilité morbide continuelle des personnes délicates, de ces personnes *qui ont toujours quelque chose.*

Ces états morbides mal définis et très-intéressants, comme toutes les transitions, sont exclus des traités de pathologie; mais ils pullulent dans la pratique. Si on les néglige, il ne faut pas prétendre à être pathologiste, encore moins médecin-praticien.

Tous les êtres et tous les états qui sont en voie de génération ou de dégénération, qui n'ont pas encore ou qui n'ont plus tous leurs caractères, sont indéterminés. Faut-il les nier pour cela? Non, car ils jouent un grand rôle, ils sont la clef des grands problèmes de la pathologie; les maladies chroniques franches ou parfaitement formées n'étant intelligibles que par les maladies mal déterminées, c'est-à-dire en voie de formation ou de déformation. (Pidoux, *Rapports de l'herpétisme et des dyspepsies*, UNION MÉDICALE, 26 mai 1866.)

Lorsque les diathéses sont acquises, la maladie n'est pas diathésique au début; elle le devient plus tard en se fortifiant, en pénétrant de plus en plus dans la constitution, en s'assimilant à l'économie entière d'une façon stable et opiniâtre. Aussi les affections diathésiques, soit acquises, soit congéniales, sont-elles généralement tenaces et fort difficiles à guérir. Leur guérison spontanée est cependant possible, mais elle est extrêmement rare. Tout au contraire, la physis médicatrice travaille-t-elle la plupart du temps à renforcer et à faire durer la maladie, et ce n'est vraiment qu'à cette condition qu'elle peut profiter au sujet qui en est atteint.

On doit donc s'armer de patience et de persévérance lorsqu'il s'agit de combattre une affection diathésique, car il ne s'agit rien moins que de transformer la constitution entière, lentement et profondément viciée, il s'agit, en un mot, de détruire le tempérament morbide. Si l'on y parvient, et on peut y parvenir avec de la persévérance, la maladie, dépourvue dès lors de sa qualité diathésique, entre dans les conditions des maladies accidentelles, et peut par conséquent guérir.

Pour obtenir cet heureux résultat, c'est aux moyens hygiéniques qu'il faut avant tout recourir. Viennent ensuite les modificateurs généraux, tels que les eaux minérales, l'hydrothérapie, les bains de mer, les bains de vapeur résineuse, etc.

Pour certaines diathéses, nous possédons des spécifiques énergiques : ce sont les mercuriaux et les iodiques pour la syphilis, ces derniers pour la scrofule, les antiscorbutiques pour le scorbut. Ici la guérison est la règle. Les affections dartreuses et rhumatismales guérissent assez souvent, mais la guérison des tubercules, du cancer, de la goutte est rare, exceptionnelle.

Lorsque le chirurgien intervient, il ne doit pas se borner à enlever seulement le mal local apparent qui n'est qu'une des manifestations, mais il doit avant tout combattre énergiquement, par tous les moyens à sa disposition, l'état général. Ce n'est qu'à cette condition qu'il évitera les récidives. Ainsi il ne suffit pas de cicatriser le chancre syphilitique, d'enlever la tumeur scrofuleuse ou cancéreuse (1), mais il faut encore combattre la diathèse elle-même et l'attaquer à la fois dans l'organisme, car tout l'organisme participe au mal.

Prenons encore pour exemple les névralgies; celles-ci peuvent être sous la dépendance d'une diathèse goutteuse, rhumatismale ou syphilitique, etc. Or il est évident que le praticien doit tenir un compte rigoureux de ces origines diverses, car il échouerait inévitablement s'il n'avait égard qu'au symptôme apparent, la douleur, et s'il employait dans tous les cas une même médication.

Il est temps, maintenant que nous avons fait connaître ce que c'est qu'une affection diathésique, d'aborder la diathèse rhumatismale qui doit nous occuper spécialement dans ce travail.

Le rhumatisme aigu, comme nous l'avons déjà dit, n'est jamais diathésique. Cette qualité n'appartient qu'au rhumatisme chronique, et encore tous les rhumatismes chroniques n'en sont point doués. C'est surtout le rhumatisme articulaire qui affecte les allures diathésiques.

Quoi qu'il en soit, la diathèse rhumatismale est à principe

---

(1) Pour ce qui concerne le cancer, l'hydrothérapie rend de grands services comme méthode reconstituante; elle modifie profondément la constitution, combat efficacement la diathèse et prépare ainsi les malades au succès de l'opération. Elle est encore d'une grande utilité après l'ablation de la tumeur; mais pour atteindre ce but, le traitement doit être continué longtemps.

fluxionnaire mobile; elle se développe de préférence chez les adultes dans les pays froids, humides. Sa durée est longue et permet souvent de fournir une longue carrière à ceux qui en sont atteints.

La diathèse rhumatismale produit parfois des effets singuliers par leur mobilité et la variété des tissus où ils se manifestent, et qui, comme nous le verrons en traitant des rhumatismes viscéraux, sont bien plus divers et multipliés qu'on ne le croit. Ses manifestations sont nombreuses et peuvent induire en erreur un praticien peu attentif. « Ce sont des affections remarquables tout à la fois par leur vivacité et par leur disposition à se déplacer, et qui chez une même personne, dans un espace assez court, un ou deux mois, par exemple, se montre successivement sous la forme d'une douleur articulaire ou musculaire, d'une névralgie, d'une sciatique, d'une conjonctivite, d'un coryza, d'une bronchite avec suffocation, d'une pleurodynie, de palpitations, d'éruptions papuleuses, érythémateuses, vésiculeuses, etc., etc. C'est elle qui se cache sous une foule de dyspepsies, d'entéralgies, de diarrhées, d'irritation de matrice, de catarrhes de vessie, d'angines, de paralysies, d'hydropisies, de névropathies, de chorée, d'épilepsie, etc. Rien n'est intéressant à étudier, au point de vue pratique, comme cette diathèse, source de tant de souffrances inguérissables tant qu'on se borne à attaquer les manifestations locales, et qui ne guérissent qu'après des traitements capables de modifier toute la constitution, et par conséquent la diathèse. » (Teissier.)

M. Bossu parle, dans l'*Abeille médicale* de 1863, d'un homme qui chaque fois que le vent veut souffler du nord, est pris d'une diarrhée séreuse abondante précédée de coliques survenant brusquement, et quand le temps doit se mettre à la pluie, est pris d'hémorrhoïdes, quelquefois d'enrouement ou de toux, ou bien, chose plus extraordinaire, il a pendant son sommeil des pollutions qui ne se produisent jamais dans d'autres circonstances. Cet homme, qui d'ailleurs est fort, vigoureux et bien portant, doit à l'affection rhumatismale qu'il porte depuis trente ans, dit-il, d'éprouver mille genres d'inquiétudes, de douleurs vagues, de dérangements fonctionnels, lesquels coïncident habituellement avec telles ou telles modifications de l'état météorologique de l'atmosphère qu'il prédit mieux que ne le ferait le meilleur baromètre.

M. Baumès cite dans son excellent livre sur les diathèses, publié en 1853, l'observation suivante :

« Un de mes clients, dit-il, sujet à une assez forte migraine depuis l'âge de la puberté, commença à se plaindre, à 22 ans, de maux d'estomac, de mauvaises digestions ; alors la migraine disparut. L'année suivante, au commencement de l'hiver, il se mit à tousser, à expectorer des matières glaireuses, à éprouver de l'oppression, parfois des palpitations ; dès ce moment la gastralgie ne se fit plus sentir, les digestions redevinrent bonnes. Mais dans le courant du printemps suivant, cet individu vit paraître sur diverses régions de la peau des membres des dartres squameuses par plaques circulaires, accompagnées d'une légère démangeaison. A partir du moment de cette apparition, la toux, l'oppression, les palpitations cessèrent ; les moyens thérapeutiques que j'employai améliorèrent les dartres, mais ne les firent point disparaître, et le malade, qui n'en était guère fatigué, les garda ainsi trois ans à peu près dans le même état.

« Dans le courant de l'automne qui suivit ces trois ans, ce sujet, que je n'avais pas vu depuis assez longtemps, vint me consulter pour une douleur forte avec léger gonflement, qui s'était manifestée dans le genou gauche ; le mal dans celui-ci n'avait duré que douze à quinze jours ; mais celui du genou droit existait à un plus haut degré depuis plus d'un mois, et le malade marchait avec peine quand il vint me voir. Il m'avoua que déjà depuis bien longtemps, pendant qu'il avait été en proie aux diverses affections dont je viens de parler, il avait consulté en même temps que moi un praticien fort distingué de Lyon qui avait toujours conseillé des moyens fort simples contre tous ces maux, sans jamais s'expliquer sur la nature du principe qui les faisait ainsi se reproduire dans diverses régions, mais que dernièrement ayant revu ce praticien relativement à son genou malade, celui-ci avait déclaré reconnaître actellement que toutes les affections successives qu'il avait présentées étaient dues à un rhumatisme. »

C'était également l'avis de M. Baumès. Ainsi, voilà un rhumatisme qui se manifeste tour à tour sous la forme d'une migraine, d'une gastralgie, d'une bronchite, de palpitations et d'une affection dartreuse, et enfin sous sa forme la plus habituelle de douleurs et de gonflement dans le genou.

Il n'y a qu'une affection diathésique qui puisse revêtir tant de formes, tant de masques différents.

M. Teissier rapporte dans la GAZETTE MÉDICALE de Lyon, 1863, le cas d'un sujet qui a eu un rhumatisme articulaire aigu à 30 ans. Depuis lors il n'a jamais eu d'atteinte de cette maladie, du moins sous la même forme; mais il a conservé des traces de lésion valvulaire de l'orifice aortique du cœur qui se révèlent par un bruit de souffle au premier temps à la base et par des battements énergiques de cet organe. La lésion vasculaire est fixe, mais le malade n'en a pas conscience. Les indispositions qu'il éprouve se traduisent bien quelquefois par des palpitations, mais celles-ci sont ordinairement passagères. Ce qui domine chez ce malade, c'est un état morbide qui se traduit tantôt par une bronchite à forme convulsive, tantôt par un urticaire qui dure plusieurs semaines, s'effaçant un peu le matin et reparaissant avec force le soir; tantôt par une céphalée intense, tantôt enfin par des douleurs rhumatismales musculaires apyrétiques.

Nous citons, dans l'article consacré au rhumatisme viscéral, plusieurs observations qui offrent les singularités pathologiques les plus bizarres, reconnaissant pour cause la diathèse rhumatismale. Nous signalons, entre autres, les observations VI, VII et VIII.

Ces faits suffisent pour caractériser des états morbides constitutionnels se manifestant par des symptômes de forme et de siége différents, mais dépendant d'un principe identique par sa nature.

Un fait dont les auteurs ne parlent pas et qui engendre souvent le rhumatisme, c'est l'anémie qui se manifeste par un bruit de souffle cardiaque doux, musical, qu'il faut bien se garder de confondre avec le bruit de souffle rude plus ou moins râpeux produit par une lésion organique de l'orifice du cœur ou des valvules, car une telle erreur serait funeste aux malades. Un médecin qui prendrait pour un signe d'endocardite le souffle *anémique* et qui conclurait de là à l'opportunité des émissions sanguines, s'engagerait dans un cercle vicieux dont l'exténuation, voire la mort du malade, pourrait être la conséquence.

La diathèse rhumatismale est beaucoup plus souvent héréditaire qu'acquise ; dans ce dernier cas, elle est ordinairement produite par le froid humide ; elle se montre généralement comme diathèse d'ensemble, et est, comme nous l'avons déjà dit, à principe fluxionnaire mobile. Aussi, lorsqu'elle se manifeste à l'extérieur, doit-on toujours craindre de la voir se déplacer et se porter sur des organes internes. Dans ces cas elle peut devenir redoutable au point d'occasionner la mort. Nous citons plusieurs exemples de ces terminaisons funestes.

Suivant M. Baumès, la diathèse rhumatismale complique souvent dans sa transmission héréditaire d'autres diathèses, d'autres états morbides, et contribue de la sorte à masquer ces diverses affections, à effectuer d'apparentes transformations radicales, à établir les états diathésiques *mixtes*. Ainsi elle s'associe souvent, comme nous l'avons vu, à la diathèse catarrhale et à la diathèse dartreuse.

Lorsqu'elle n'atteint qu'un petit nombre d'articulations, elle peut durer longtemps sans porter une atteinte sérieuse à la santé générale ; mais il n'en est plus de même lorsqu'elle

s'épuise sur un grand nombre d'articulations à la fois. Il se
développe souvent alors un état cachectique grave qui dénote
que la diathèse est profonde, et le malade peut être frappé
de perclusion ; ses articulations se déforment et s'ankylosent
parfois, il finit par succomber dans une espèce de fièvre
hectique et de marasme.

L'art doit intervenir énergiquement et avec persévérance
dans la diathèse rhumatismale. Le traitement doit consister
dans l'application sévère des règles hygiéniques, dans le régime, le changement de climat, les modificateurs généraux
qui ont pour but d'activer les fonctions de la peau et de régu-
lariser par conséquent l'action nerveuse du grand sympathi-
que qui tient sous sa dépendance toutes les fonctions et tous
les actes de la vie nutritive ; car dans les affections rhumatismales chroniques, les fonctions de la peau sont, comme on
voit, profondément altérées : de là la diminution, l'affaiblissement de l'action expansive du système nerveux et de la
circulation capillaire périphérique, la congestion et l'engorgement des organes profonds, l'obstruction des vaisseaux par
des sucs mal élaborés, l'amoindrissement des sécrétions tégumentaires, etc.

Or si vous voulez ramener l'ordre dans l'économie, si vous
voulez rétablir dans leur type régulier les fonctions cutanées
perverties, si vous voulez, en un mot, détruire la diathèse,
c'est à la peau que vous devez vous adresser ; frappez donc
vigoureusement cette enveloppe, sollicitez ses fonctions allan-
guies, activez sa circulation capillaire, régularisez son innervation, exagérez sa faculté perspiratoire afin d'éliminer les
principes nuisibles à l'économie, et vous activerez de la sorte
la rénovation organique, vous renouvellerez promptement la
masse des humeurs, et vous obtiendrez des guérisons écla-
tantes souvent inespérées.

Vous atteindrez ce but par les eaux thermales salines ou
sulfureuses, par l'hydrothérapie et les bains de vapeur térébenthinée seuls ou associés à l'hydrothérapie, suivant les cas.

On conseillera, en outre, aux rhumatisants d'aller passer l'hiver dans les climats chauds et stimulants, à Nice, par exemple, à Menton, Cannes, San Remo, Naples, Alger, etc.

Il n'est pas de modificateur plus puissant que le climat. Le climat des bords de la Méditerranée agit jusqu'à un certain point à l'instar des eaux thermales et surtout de l'hydrothérapie, et active singulièrement les fonctions de la peau ; seulement son action est plus lente que celle produite par l'application de l'eau froide, il est vrai, mais il agit d'une manière permanente. Par l'hydrothérapie, l'action a lieu par un choc en retour, c'est-à-dire par la réaction ; par le fait du climat, il n'y a pas de réaction proprement dite ; l'action a lieu directement, sans secousse ; mais en fin de compte, le résultat est le même dans l'un et l'autre cas.

Lorsque le principe rhumatoïde se porte sur un organe interne tel que le cerveau, le cœur, le poumon, l'estomac, etc., il faut se hâter de le rappeler à l'extérieur sur les régions où les manifestations de la diathèse s'étaient auparavant effectuées, ou bien le dériver vers le tube intestinal. A cet effet, on aura recours aux purgatifs salins répétés, aux révulsifs cutanés, aux eaux thermales salines, etc., etc.

Outre les modificateurs généraux dont il vient d'être question, il est quelques agents pharmaceutiques qui sont reconnus efficaces contre la diathèse rhumatismale : ce sont les iodiques, l'arnica, le colchique, les feuilles de frêne, l'aconit, etc.

On ne doit rien négliger contre une affection si tenace et si rebelle dont les conséquences peuvent être quelquefois mortelles.

DU RHUMATISME

ET

DE LA DIATHÈSE RHUMATISMALE.

Quod vidi scripsi.

Les affections rhumatismales sont extrêmement fréquentes, protéiformes et d'une nature obscure. Leur cause prochaine est attribuée par les uns à un vice ou principe dit rhumatismal, et par les autres à une diathèse dite rhumatoïde; pour d'autres enfin, le rhumatisme est une inflammation *sui generis*. Nous discuterons plus tard la nature intime de cette maladie. Qu'il nous suffise pour le moment de savoir que les douleurs rhumatismales peuvent avoir leur siége dans tous les organes de l'économie, mais plus particulièrement dans les tissus fibreux, synoviaux et musculaires, qu'elles sont douées d'une grande mobilité et d'une grande tendance à récidiver.

« Lorsqu'on étudie les différentes formes sous lesquelles se présente à nous l'affection rhumatismale de M. Grisolle, dans son *Traité de pathologie interne*, on trouve d'abord entre elles tant de dissemblances que l'on serait tenté d'y voir tous autres états morbides distincts les uns des autres. Que de différence n'y a-t-il pas, par exemple, entre les douleurs erratiques mobiles des muscles et le rhumatisme articulaire aigu! Cependant il est facile de reconnaître que ces maladies, en apparence si distinctes, ne diffèrent que par la forme. Elles coexistent entre elles, se remplacent, alternent les unes avec les autres; elles surviennent sous l'influence des mêmes causes, et dépendent d'une même diathèse. Eu égard à son siége spécial, comme à l'état symptomatique qui l'accompagne, on peut diviser l'affection rhumatismale en deux groupes, suivant qu'elle siége dans les muscles ou bien dans les articulations. On a aussi établi un troisième ordre, comprenant les *rhumatismes viscéraux*. On ne possède encore sur ces derniers que des renseignements peu précis. Il est d'ailleurs certain que, sous la dénomination de rhumatismes viscéraux, on a confondu des affections très-dissemblables. »

Il faut ajouter à ces différentes formes le rhumatisme de la peau ou dermologie, décrit par le regrettable docteur Beau, et dont j'ai observé quelques cas.

Nous allons décrire, d'après les observations recueillies dans notre pratique médicale, ces différentes formes de rhumatisme, en commençant par le rhumatisme articulaire.

Le rhumatisme articulaire est aigu ou chronique. Nous étudierons séparément ces deux formes, car elles sont entièrement distinctes et exigent un traitement tout à fait différent.

CHAPITRE PREMIER.

DU RHUMATISME ARTICULAIRE AIGU.

Le rhumatisme articulaire aigu est la forme la mieux connue et la plus intéressante à étudier. Elle a une grande analogie avec la goutte, au point que les auteurs ont confondu longtemps ces deux maladies l'une avec l'autre.

Le rhumatisme articulaire aigu s'est présenté 45 fois à mon observation dans le cours de ma pratique rurale qui a duré plus de douze ans, et c'est d'après ces 45 cas que j'ai rédigé ce chapitre.

§ I. ÉTIOLOGIE.

Il y a pour le rhumatisme, comme pour toutes les maladies, une prédisposition innée ou acquise sans laquelle les maladies ne se développeraient pas, et qui, dans l'espèce, suffit quelquefois seule pour donner lieu au rhumatisme, en l'absence, du moins apparente, de toute cause occasionnelle. Cette prédisposition consiste dans des conditions de sexe, d'âge, de tempérament, d'idiosyncrasie, de constitution, d'hérédité, de climat, de saisons, de température, d'habitude, de genre d'occupation, de régime, de certains états maladifs, etc., etc.

SEXE. — Suivant les auteurs, les hommes sont beaucoup plus fréquemment atteints par le rhumatisme articulaire que les femmes; mais d'après mes observations, c'est le contraire qui est vrai. En effet, sur 45 cas, je compte 24 femmes et 21 hommes; ceci tendrait à confirmer l'opinion d'Hoffmann, qui croyait aussi que les femmes étaient plus sujettes au rhumatisme que les hommes. Cette circonstance est pour nous d'un grand intérêt, car elle confirme la nature séreuse, lymphatique du rhumatisme.

AGE. — Ici mes observations sont conformes à celles des auteurs. C'est entre la vingtième et la cinquantième année que se déclare le plus ordinairement le rhumatisme articulaire aigu, comme on peut le voir d'après le tableau suivant :

```
De   5 à 10 ans............   3
De  15 à 20  —............   8
De  20 à 30  —............  10
De  30 à 40  —............  10
De  40 à 50  —............   8
De  50 à 60  —............   5
De  62 ans   —............   1
```

Je n'en ai jamais observé au delà de la soixante-deuxième année; au-dessous de 15 ans, je n'en ai vu que quatre cas. Il est des auteurs cependant qui ne croient pas au rhumatisme dans l'enfance; les quatre cas observés par nous prouvent le contraire. Trois de nos malades étaient âgés, l'un de 4 ans, l'autre de 5 et le troisième de 6 ans. D'autres praticiens, du reste, en citent également des exemples.

SAISONS. — D'après mes observations, le rhumatisme articulaire se déclare le plus souvent dans le dernier trimestre de l'année, puis dans le premier, comme le prouve le tableau suivant :

```
Dans le premier trimestre de l'année, nous en avons rencontré  11  cas.
Dans le second     —      ............................   8   —
Dans le troisième  —      ............................   5   —
Dans le quatrième  —      ............................  16   —
```

Ainsi, les saisons d'hiver et d'automne sont les plus favorables au développement du rhumatisme articulaire aigu, dans la contrée du moins où j'exerçais (département du Cher). Ce sont les mois de novembre et de décembre qui nous en ont fourni le plus grand nombre, et cela est conforme à l'observation qu'on a faite depuis très-longtemps, à savoir : que le froid humide est une cause féconde d'affections rhumatismales. Aussi les voit-on atteindre de préférence les personnes qui habitent des maisons nouvellement construites ou situées dans des lieux bas, humides et marécageux.

Hérédité. — Il nous est impossible de nous prononcer sur la valeur de l'hérédité considérée comme cause prédisposante du rhumatisme. Tous les malades que nous avons interrogés ne nous ont fourni aucun renseignement précis à ce sujet. Mais une chose que nous avons remarquée chez plusieurs de nos malades, c'est la récidive; quelques-uns d'entre eux ont été atteints jusqu'à trois, quatre et même cinq fois de rhumatisme articulaire. M. Chomel a fait également cette remarque dans ses *Leçons de clinique médicale*. Il s'ensuit donc que le sujet qui a été atteint une fois de rhumatisme est par cela même prédisposé à le contracter une seconde et une troisième fois, comme nous en avons cité des exemples.

Tempérament. — Baillou, Culler, Barthez, Scudamore, etc., indiquent le tempérament sanguin comme prédisposant au rhumatisme. MM. Rostan et Chomel, par contre, indiquent le tempérament lymphatique. Les derniers auteurs nous paraissent dans le vrai, et nos observations tendent à confirmer les leurs; car c'est sur les femmes principalement que nous avons observé cette maladie. Or, comme on sait, chez la femme prédomine généralement l'élément lymphatique.

Pour ce qui est du régime alimentaire, nous ne pouvons rien affirmer, car les paysans, parmi lesquels nous avons observé, se nourrissent, à peu de chose près, des mêmes aliments; ils sont en général d'une grande sobriété et leur nourriture est frugale.

L'*état puerpéral* prédispose-t-il au rhumatisme? Nous en avons remarqué un cas chez une jeune femme à la suite de ses couches. Mais il est vrai de dire qu'on a été forcé de recourir, chez cette malade, à des applications d'eau froide sur le ventre et la partie supérieure des cuisses, dans le but d'arrêter une métrorrhagie qui s'était déclarée après l'accouchement. Et cette circonstance peut bien seule avoir engendré le rhumatisme articulaire aigu auquel cette infortunée succomba. Ce qui paraît corroborer cette opinion, c'est que la maladie se déclara peu de temps après les applications froides. Il y avait ici complication : les lochies se supprimèrent brusquement, ou même elles ne parurent pas du tout.

Il m'a été impossible, et je le regrette vivement, d'en recueillir l'observation, car je n'ai vu la malade qu'une fois, et ce n'est que longtemps après que j'ai appris sa mort.

Outre les causes que je viens d'énumérer, il en est une autre peu connue et révoquée en doute par plusieurs médecins, entre autres par le professeur Thiry (de Bruxelles), mais admise par d'autres praticiens de mérite : je veux parler de la blennorrhagie.

M. Rollet (de Lyon) a mis, selon moi, hors de toute espèce de doute l'existence ainsi que la spécificité du rhumatisme blennorrhagique ; il apporte à l'appui de son opinion des observations précises qui prouvent incontestablement que le rhumatisme articulaire apparaît fréquemment dans le cours de la blennorrhagie, beaucoup plus fréquemment que n'importe quelle autre maladie simplement intercurrente, et cela sans qu'il soit possible de l'expliquer par l'intervention des causes habituelles de l'affection rhumatismale vulgaire, et, chose bien digne de remarque, elles prouvent en outre la répétition du rhumatisme chez un individu donné, toutes les fois que cet individu contracte une nouvelle blennorrhagie.

Ce n'est pas tout : la répétition du rhumatisme s'opère, soit qu'une nouvelle blennorrhagie éclate, soit que la même blennorrhagie, restée à l'état chronique, repasse de nouveau à l'état aigu.

Ne sont-ce pas là des preuves évidentes, comme le dit M. Rollet, de la connexité réelle, de la communauté de nature, d'une véritable parenté entre ces deux maladies ?

Ces faits, pour le dire en passant, excluent toute action métastatique, car le rhumatisme, au lieu de succéder à un écoulement supprimé, apparaît, au contraire, juste au moment où un écoulement presque éteint se ravive et devient plus abondant. Hunter, Monteggia, Gumano, Abernethy, A. Cooper, Mackenzie et MM. Drandes (de Copenhague), Foucard, Ricord et Diday rapportent des faits presque identiques, moi aussi j'en ai observé un cas.

Une circonstance singulière qui sert à caractériser le rhumatisme blennorrhagique et à le différencier du rhumatisme commun, c'est que le premier coexiste assez souvent, une fois sur dix, avec l'iritis. L'iritis, suivant M. Rollet, est intimement liée, inhérente au rhumatisme blennorrhagique, dont elle fait partie intégrante au même titre, par exemple, que l'endocardite fait partie du rhumatisme commun ; seulement c'est tantôt par l'œil, tantôt par les articulations que la maladie débute. Quelquefois l'arthrite alterne avec l'iritis, et, s'il y a récidive, à un premier rhumatisme avec ophthalmie en succède presque toujours un autre, affectant l'œil comme le premier.

L'iritis blennorrhagique rhumatismale peut affecter un seul œil ou bien les deux yeux à la fois.

Une autre différence entre les deux espèces de rhumatismes, c'est que le rhumatisme blennorrhagique est très-souvent mono-articulaire, et lorsqu'il est poly-articulaire, il n'affecte qu'un petit nombre d'articulations, et très-rarement un grand nombre. En outre, le rhumatisme blennorrhagique est beaucoup plus fixe que le rhumatisme classique, et il a une grande tendance à l'hydrarthrose. Enfin, le rhumatisme blennorrhagique est apyrétique ou avec très-peu de fièvre.

La femme est complétement à l'abri de cette espèce de rhumatisme.

Le traitement du rhumatisme blennorrhagique diffère du tout au tout de celui du rhumatisme vulgaire. Il faut d'abord et avant tout guérir la blennorrhagie qui le tient sous sa dépendance et agir en même temps sur les articulations prises, par les antiphlogistiques et les révulsifs. Applications de sangsues lorsque l'arthrite est aiguë, et après, vésicatoires volants.

Les émétiques, les purgatifs, les bains de vapeurs, sont des adjuvants utiles.

Pour avoir de plus amples détails sur le rhumatisme blennorrhagique, je renvoie le lecteur au livre de M. Rollet sur la *syphilis*, le *chancre* et la *blennorrhagie*, où cette question est traitée avec tout le développement qu'elle mérite.

Quant aux *causes occasionnelles*, nous avons constaté l'impression du froid humide, le refroidissement subit du corps lorsqu'il est en sueur; c'est là une observation populaire; les alternatives de chaud et de froid, le desséchement sur le corps d'habits mouillés par la pluie, le sommeil sur le gazon, ce qui arrive journellement aux paysans; le coucher dans une chambre avec les croisées ouvertes, les habitations humides, le travail les pieds dans l'eau, l'ingestion de boissons froides, le corps étant échauffé; les fatigues excessives, l'intempérance, etc. Il faut ajouter les autres causes signalées par les auteurs, telles que la supression des règles, des hémorrhoïdes ou de toute autre hémorrhagie habituelle, la rétrocession d'une éruption cutanée, la cessation brusque d'une sécrétion, la dessiccation d'un ulcère ou d'un exutoire, la supression habituelle de la sueur des mains, des aisselles ou des pieds, etc.

Mais de toutes les causes que nous venons d'énumérer, la plus évidente est sans contredit le froid humide. Il n'est pas d'observateur qui n'ait été à même de la constater maintes et maintes fois, au point que certains auteurs n'en reconnaissent pas d'autres. Cette opinion,

émise par Sydenham, adoptée par Giannini et Bosquillon, et repro-
duite par M. Bouillaud, nous paraît par trop exclusive; car il est certain, et nous avons été à même de l'observer, que d'autres causes que
le froid humide peuvent engendrer le rhumatisme articulaire aigu. Il
faut avouer aussi que quelquefois le rhumatisme se déclare sans
cause connue, et bon nombre de nos malades, interrogés avec soin
à ce sujet, nous ont affirmé qu'ils ne savaient véritablement pas à
quoi attribuer leur maladie.

Combien de temps le rhumatisme se déclare-t-il après l'action de la
cause efficiente? C'est là une question fort difficile à résoudre. Cependant, je dirai que trois de mes malades ont été frappés le soir
même du jour où la cause a agi. Moi-même, une nuit en couchant à
mon tour de rôle dans la chambre de garde de l'hôpital Saint-Louis
à Paris, chambre très-humide, sur les murs de laquelle on voyait
ruisseler l'humidité, je fus réveillé par une douleur très-vive dans
l'articulation coxo-fémorale droite. Cette articulation portait à nu
contre le mur. Je voulus me lever, mais impossible, tant la douleur
était atroce. Je fus obligé de me faire transporter par deux infirmiers
à la salle des bains, où l'on me fit darder une douche de vapeur aromatique *loco dolenti*, qui m'ôta mon mal comme par enchantement.
Il revint quelque temps après, toujours après avoir couché dans cette
maudite chambre de garde, plus propre à loger des *chiens* que des
chrétiens, et le même moyen eut la même efficacité que la première
fois. Évidemment ici, la douleur rhumatismale s'était déclarée peu
d'heures et peut-être même peu de minutes après l'action de la
cause. Tout dernièrement encore, je sortis de mon lit et m'exposai le
cou nu à l'impression de l'air extérieur. Une heure après, je fus pris
de mal de gorge, auquel je suis d'ailleurs sujet, et de torticolis.

Ce point de l'histotre du rhumatisme avait déjà frappé Haygarth.
Ce praticien a observé, en effet, que sur 21 cas de rhumatisme, 10
en avaient éprouvé les symptômes le premier jour, quelquefois au
bout d'une heure et même d'une demi-heure après l'action du froid.
Dans deux cas le rhumatisme se déclara le second jour, dans trois
le quatrième, et dans un seul le cinquième.

Haygarth est persuadé que la maladie commence à se développer du
moment même où l'on s'expose au froid. Giannini appuie cette assertion d'un fait qui lui est personnel; les miens paraissent également
la corroborer.

Suivant Haygarth, lorsque six jours se passent après l'action du froid sans qu'il en résulte aucun effet nuisible, on est à l'abri de toute affection rhumatismale.

Il y a plus : des faits qui me sont personnels, on peut tirer un autre enseignement : c'est que le rhumatisme se déclare quelquefois dans la région même sur laquelle la cause a porté son action.

§ II SYMPTOMATOLOGIE.

L'invasion du rhumatisme articulaire aigu est signalée le plus ordinairement par un appareil fébrile qui précède de quelques jours les douleurs articulaires ; d'autres fois les symptômes locaux et les symptômes généraux se développent en même temps ; quelquefois enfin, ce sont les symptômes locaux qui précèdent la fièvre et les troubles généraux.

Comme toutes les autres maladies, le rhumatisme articulaire aigu offre différents degrés. Il est plus ou moins intense, depuis celui qui est sans fièvre jusqu'à celui qui offre un appareil formidable de symptômes généraux. Cela dépend du nombre des articulations envahies. Lorsque le nombre en est considérable, ou lorsque le rhumatisme est général, c'est vraiment pénible et déchirant de voir le patient couché immobile sur son lit de douleur!!! Les traits de sa figure expriment l'anxiété et la souffrance ; le moindre mouvement, le poids des couvertures, l'impression de l'air, éveillent des douleurs cruelles, qui lui arrachent des gémissements et souvent des cris perçants. Aussi appréhende-t-il l'approche des personnes qui l'entourent, de crainte d'être touché et remué par elles. J'en ai vu que la douleur jetait dans des excès de rage et de fureur, jusqu'à s'en prendre, dans leur impiété, à Dieu comme cause de leurs souffrances!

SYMPTÔMES LOCAUX. — La douleur, qui est le symptôme le plus culminant du rhumatisme, est aussi le premier phénomène à se manifester et souvent le dernier à disparaître ; elle survit à la fièvre, et quelquefois même elle devient alors plus véhémente.

La douleur n'est pas toujours aussi intense que nous venons de le voir ; elle offre différents degrés d'intensité ; mais on peut dire que, généralement parlant, elle est toujours très-vive, et plus vive la nuit que le jour, caractère qui lui est commun avec les douleurs syphilitiques et scorbutiques. On le voit souvent changer de place et affecter successivement diverses articulations, en laissant après elle le gonflement, si celui-ci coexistait avec elle. Quant à ses caractères, elle est pulsative ou gravative, perforante ou déchirante et parfois remittente, c'est-à-dire qu'elle se montre par accès; nous en avons vu plusieurs exemples. Le repos absolu la calme et la modère toujours; le plus léger mouvement imprimé aux articulations malades la réveille et l'exaspère. Voilà pourquoi les malades craignent tant les moindres secousses et demeurent immobiles sur leur lit.

Après la douleur, qui est constante, qui ne manque jamais, le symptôme local le plus fréquent est le gonflement. Il dépend de l'afflux du sang de la partie malade, occasionné par le travail inflammatoire, et de la sécrétion anormale de la synovie au sein de la capsule synoviale de l'articulation. Ce phénomène se remarque surtout dans le genou; il soulève alors la rotule, qui n'est plus appuyée exactement sur les condyles du fémur, et la fluctuation est facile à percevoir. Nul doute que cette sécrétion n'ait lieu également dans les autres articulations, mais elle n'y est pas facile à constater. D'après mes observations, la tuméfaction siége le plus ordinairement d'abord dans le genou, puis dans le cou-de-pied et le poignet; vient ensuite l'articulation du coude, puis les articulations des phalanges. Je n'ai observé le gonflement de l'épaule que deux fois. Quant à celui de la bouche, je n'ai jamais pu le constater. C'est donc dans les articulations les moins éloignées de la peau que la tuméfaction est plus apparente. La tuméfaction des articulations des doigts, que les auteurs rangent en première ligne pour l'apparence, ne viennent qu'en cinquième ligne, d'après mes observations. Quant aux articulations des épaules et surtout des hanches, elles sont entourées d'une masse si considérable de parties molles que l'on conçoit parfaitement que la tuméfaction, même lorsqu'elle existe réellement, ne soit pas facile à constater.

Quoi qu'il en soit, la tuméfaction d'abord rénitente, élastique, devient molle et œdémateuse au fur et à mesure que les phénomènes congestifs s'affaiblissent. Lorsqu'elle est considérable, excessive, la peau qui recouvre les articulations est amincie et luisante, et les veines qui serpentent autour de ces articulations sont très-apparentes parce qu'elles sont plus développées qu'à l'état normal. Les malades éprouvent ordinairement un sentiment de chaleur dans les articulations rhumatisées, même lorsqu'il n'y a pas de fièvre. Ainsi que je viens de le constater, cette chaleur est souvent appréciable par le toucher; d'autres fois elle n'est perçue que par le patient. Je ne me suis pas assuré si elle était sensible au thermomètre. Elle est plus ou moins considérable suivant l'intensité plus ou moins grande de l'affection rhumatismale; plus l'articulation est tuméfiée et douloureuse, plus la chaleur est intense, et *vice versa*.

La rougeur est très-rare dans le rhumatisme articulaire aigu. Je ne l'ai observée que deux ou trois fois. Lorsqu'elle existe, elle est pâle, comme érythémateuse : de là le nom de *roséole rhumatismale* que quelques auteurs lui ont donné. Elle disparaît sous la pression du doigt pour reparaître immédiatement après. La rougeur n'existe jamais sans gonflement, d'après mes observations du moins.

Quelles sont les articulations que le rhumatisme attaque le plus souvent? Attaque-t-il indifféremment et sans ordre toutes les jointures? Nous allons tâcher de résoudre cette question d'après nos propres observations, car nous ne connaissons pas d'auteur qui se soit occupé de ce point de l'histoire du rhumatisme (1).

Et d'abord quel est le côté du corps et quels sont les membres le plus souvent affectés? D'après mes observations, le côté droit a été exclusivement affecté une fois, le côté gauche deux fois et les deux côtés simultanément trente-deux fois.

Quant aux membres, les supérieurs ont été exclusivement affectés deux fois, les inférieurs six fois, les supérieurs et les inférieurs simultanément vingt-quatre fois.

Passons maintenant aux articulations.

ARTICULATIONS AFFECTÉES PENDANT LA DURÉE DU RHUMATISME.

(45 cas.)

Articulation de la mâchoire droite.............	0
id. id. gauche...........	0
Les deux articulations.......................	2
Articulation sterno-claviculaire droite.........	1
id. id. gauche........	0
Les deux articulations.......................	2

---

(1) Mon article était terminé lorsque je pris connaissance de la thèse de M. Monneret pour le concours d'une chaire de pathologie médicale où cette question est abordée. Je suis heureux de m'être rencontré avec ce savant praticien.

Articulation de l'épaule droite.	4
id. id. gauche	2
Les deux épaules simultanément ou presque	14
Articulation du coude droit.	1
id. id. gauche	3
Les deux coudes	14
Articulation du poignet droit	2
id. id. gauche	2
Les deux poignets	14
Articulation des doigts de la main droite	2
id. id. id. gauche	1
Des deux mains	15
Articulation de la hanche droite	0
id. id. gauche	4
Les deux hanches	15
Articulation du genou droit	3
id. gauche	1
Les deux genoux simultanément ou successivement	36
Articulation du cou-de-pied droit	1
id. id. gauche	2
Les deux cous-de-pied	25

ARTICULATION DE TOUS OU DE LA PLUPART DES ORTEILS.

Du pied droit	2
Du pied gauche	2
Des deux pieds	8
Du gros orteil seul	1

Comme on le voit d'après ce tableau, il est rare dans les articulations symétriques qu'il n'y en ait qu'une de prise. En général, si elles ne le sont pas toutes les deux en même temps, celle qui ne l'est pas ne tarde pas à se prendre, en vertu de cette loi de synergie ou de sympathie, comme on voudra l'appeler, et que l'observation clinique constate et vérifie tous les jours. En effet, il est très-rare de voir l'amaurose, la cataracte, la cophose, n'affecter qu'un seul œil, qu'une seule oreille. L'isolement est ici une exception et la simultanéité la règle. Cette règle est également vraie pour le rhumatisme articulaire, quoiqu'on ne puisse pas saisir les liens, les rapports qui existent entre le genou droit et le genou gauche, par exemple, aussi facilement qu'entre ceux des deux yeux, des deux oreilles.

ÉNUMÉRATION DES ARTICULATIONS AFFECTÉES PAR ORDRE DE FRÉquence. — 1° Articulation du genou ; 2° articulation tibio-tarsienne ; 3° articulation du poignet ; 4° articulation coxo-fémorale ; 5° articulation du coude et des doigts ; 6° articulation de l'épaule, 7° articulation des orteils ; 8° articulation sterno-claviculaire ; 9° articulation de la mâchoire et du gros orteil.

Symptômes généraux. — Les symptômes généraux ne sont pas constants, ils manquent quelquefois, et c'est ordinairement lorsque le nombre des articulations envahies est peu considérable. Ils débutent le plus souvent par des frissons et de la fièvre. Celle-ci est plus ou moins intense, selon que le nombre des articulations engagées est plus ou moins grand ; elle offre des redoublements et des rémissions bien marquées. C'est ordinairement vers le soir que le redoublement a lieu. Chez un de mes malades, la fièvre était intermittente avec redoublement tierce ; le sulfate de quinine coupa la fièvre, mais les douleurs articulaires persistèrent encore pendant quelques jours, quoique moins fortes.

La peau est généralement chaude et inondée de sueur, dont l'odeur est fade et nauséabonde. La sueur provoque quelquefois une éruption miliaire ou de sudamina. Les éruptions signalées par les auteurs ont toujours fait défaut chez mes malades ; mais je me rappelle parfaitement avoir remarqué une miliaire très-intense, il y a plus de vingt ans, chez un de mes amis, M. Salles, interne en pharmacie à l'hôpital des Cliniques, à Paris, lequel succomba, je crois, à une pneumonie qui s'était développée pendant le rhumatisme articulaire aigu, dont il fut préalablement atteint. J'ai bien vu une autre fois une éruption miliaire et cinq fois une urticaire, mais c'était comme symptômes prodromiques du rhumatisme.

Le plus ordinairement la fièvre diminue en même temps que les phénomènes locaux.

Quelquefois la fièvre et les autres symptômes généraux, comme l'avait déjà remarqué Sydenham, subsistent avec la douleur les premiers jours de la maladie, puis ils disparaissent insensiblement sans que la douleur cesse ; parfois même celle-ci devient plus vive et plus intense, parce que, dit Sydenham, la matière fébrile s'est alors jetée sur les membres ; et c'est ce que marquent assez les fréquents retours de fièvre qui arrivent lorsque la matière morbifique se trouve représentée par des remèdes externes employés mal à propos.

D'autres fois la fièvre persiste après la disparition des douleurs rhumatismales. Suivant M. Bouillaud, elle est alors symptomatique d'une maladie de cœur, c'est-à-dire d'une endocardite, d'une péricardite ou d'une endo-péricardite.

Tous les auteurs s'accordent à dire que le pouls, dans la fièvre rhumatismale, est fort, plein, développé et très-accéléré. Cela n'est pas tout à fait uniforme à ce que j'ai vu. J'ai trouvé, en effet, le pouls petit et faible huit fois, et quatre autres fois il était lent, au-dessous du type normal, quoique les autres symptômes fébriles existassent d'une manière assez prononcée; une fois le pouls était intermittent et une autre fois irrégulier. J'ai observé quatre fois des palpitations et une fois un bruit de souffle au cœur et aux carotides; chez le sujet de la 12ᵉ observation, les battements de cœur voilés, obscurs et accompagnés de bruit de souffle, lequel bruit de souffle était accompagné lui-même d'un bruit analogue au bruit que produirait le mouvement d'une montre placée dans un récipient de verre; la région précordiale était douloureuse; il y avait ici péricardite.

La céphalalgie, chez les rhumatisants, est ordinairement légère; je l'ai vue manquer sept fois. Lorsque le rhumatisme est général, ou du moins qu'il s'étend à un grand nombre d'articulations, le malade est en proie à une vive agitation; il ne dort pas ou, s'il s'assoupit, il est bientôt réveillé par la douleur; son sommeil, bref et interrompu, est troublé par des rêves pénibles que j'ai vus se prolonger une fois dans l'état de veille. Le malade était alors égaré; cet égarement durait un quart d'heure ou une demi-heure. Le délire est très-rare : je ne l'ai observé que quatre fois, et encore était-il dû, dans ces cas, à une métastase rhumatismale. J'ai vu l'assoupissement une fois, et les bourdonnements d'oreilles deux fois.

La bouche est amère, pâteuse; la langue est blanche ou jaunâtre, je l'ai trouvée quelquefois rouge sur ses bords et particulièrement à sa pointe. L'haleine était fétide deux fois. La soif est ordinairement vive; dix fois cependant elle était nulle et six fois modérée. L'anorexie a été constante chez mes malades; quatre fois il y avait des nausées.

Le ventre est habituellement souple et indolent; je l'ai trouvé cependant six fois douloureux, et deux fois dur et tendu. L'épigastre était le siége de douleurs plus ou moins vives chez quatre de mes malades. La constipation est assez fréquente; j'ai vu toutefois la régularité des selles chez plusieurs malades pendant tout le temps qu'a duré la maladie; chez un autre, il s'est établi une diarrhée à la suite de l'administration d'un purgatif.

Les urines sont rares, peu abondantes, troubles et sédimenteuses, mais jamais elles ne déposent du sable ni des graviers, comme dans la goutte.

Un épiphénomène qui se montre quelquefois dans le cours du rhumatisme articulaire aigu et qui a été signalé par M. le docteur Perroud (de Lyon), ce sont des hémorrhagies que ce médecin divise en trois classes, à savoir : en mécaniques, actives et passives.

1° Les hémorrhagies *mécaniques* sont celles qui accompagnent les lésions organiques du cœur si fréquentes dans le rhumatisme aigu ; elles sont le résultat de la gêne que les altérations des valvules ou des orifices cardiaques apportent à la circulation du sang. Le rhumatisme, comme l'observe M. Perroud, ne joue dans la production de ces hémorrhagies qu'un rôle éloigné et indirect ; aussi lui paraissent-elles devoir être étudiées plutôt comme une des complications des maladies du cœur que comme un des épiphénomènes du rhumatisme aigu. Ce sont surtout des hémoptysies et des épistaxis qu'il a observées dans ce premier groupe d'hémorrhagies :

2° Les hémorrhagies *actives* sont celles qui succèdent aux hyperémies actives ; elles ont offert dans le rhumatisme aigu la plus grande analogie avec les hémorrhagies que l'on observe dans le cours et surtout au début de certaines fièvres continues graves.

Ces hémorrhagies peuvent se faire en différents points ; on les a observées dans les méninges (et ce sont elles qui produisent la mort dans quelques-uns des faits auxquels on a donné le nom de rhumatisme cérébral) ; M. Perroud les a vues, dans un cas, se faire par les reins, mais le plus souvent il les a observées sous forme d'épistaxis et de métrorrhagies.

Sur cinquante et une observations de rhumatisme articulaire aigu, il a vu six fois ces épistaxis, et il regarde ce nombre comme au-dessous de la vérité, car il est certain que cette hémorrhagie a passé souvent inaperçue. Souvent ces épistaxis ont présenté les caractères de celles que l'on observe au début des fièvres continues ; elles ont été peu abondantes, elles se sont montrées dans les premiers jours de la maladie, n'ont exercé aucune influence sur la durée du rhumatisme et l'activité de ses manifestations, et n'ont paru à M. Perroud réclamer aucun traitement particulier.

Les métrorrhagies lui ont présenté les mêmes caractères que les épistaxis. Il les a rencontrées trois fois sur quatorze jeunes femmes régulièrement menstruées et atteintes de rhumatisme articulaire aigu. Ces hémorrhagies, peu abondantes du reste, se sont montrées en dehors de l'époque cataméniale, comme une sorte de menstruation hâtive. A-t-on eu affaire à une véritable menstruation devançant l'époque normale de son apparition, ou seulement à une épistaxis utérine, comme le veut M. Gubler? C'est une question à résoudre.

3° Les hémorrhagies passives se sont montrées à M. Perroud dans la dernière période de la maladie, dans la période chloro-anémique. C'est surtout sous forme de pétéchies qu'il les a vues et quelquefois sous forme d'épistaxis; mais ces épistaxis diffèrent notablement de celles du début de la maladie; elles sont bien plus abondantes et se renouvellent souvent et avec facilité. Elles réclament un traitement énergique, car elles affaiblissent le malade et constituent pour lui un véritable danger.

Telles sont les observations qu'il a été donné à M. Perroud de faire relativement aux hémorrhagies dans le rhumatisme articulaire aigu.

§ III. — Marche du rhumatisme articulaire aigu.

L'invasion du rhumatisme articulaire est habituellement précédé de symptômes précurseurs, tels que frissons, chaleur, courbature, engourdissement et roideur des articulations qui doivent être envahies, en un mot, de tous les symptômes d'une fièvre d'invasion. Chez cinq de mes malades, il a été précédé d'une éruption cutanée ressemblant singulièrement à l'urticaire; chez une femme, cette éruption a été précédée elle-même de picotements dans les fesses. Chez une autre femme, ce fut une éruption miliaire répandue sur tout le corps, qui parut et disparut plusieurs fois avant l'invasion du rhumatisme. Chez deux sujets, il fut précédé d'épistaxis; chez deux autres, d'angine; chez un autre, de coryza, et enfin, chez un dernier, de fourmillement. Quelquefois les symptômes locaux débutent avant ou en même temps que la fièvre; mais habituellement ce n'est que le second ou le troisième jour que les douleurs se font sentir plus ou moins vivement. Chez le sujet de l'obs. XX, les coudes devinrent d'abord roides; quarante-huit heures après, la fièvre s'alluma, et les articulations des hanches, des genoux et des poignets devinrent roides à leur tour, et la douleur articulaire ne se déclara que deux ou trois jours après.

Les articulations ne se prennent pas toutes en même temps; ordinairement elles se rhumatisent successivement, d'abord une, puis une autre, et ainsi de suite; quelquefois plusieurs jointures s'engagent simultanément. Chez la malade de l'obs. V, nous avons vu se prendre, le matin, le genou droit d'abord, puis le soir le genou gauche; le lendemain ce furent les articulations tibio-tarsiennes, les coudes et les articulations des doigts et des orteils, et enfin le surlendemain les épaules et les poignets.

Chez un autre sujet (Ferraud), ce furent d'abord les genoux, puis les cous-de-pied, puis les poignets, et enfin les mains et les doigts. Chez un troisième, la douleur commença par le poignet gauche, puis elle envahit successivement l'articulation tibio-tarsienne du même côté et le poignet droit. Chez la malade qui fait le sujet de l'obs. VII, la douleur se déclara d'abord dans l'articulation métacarpo-phalangienne du gros orteil gauche, puis dans le genou et l'articulation tibio-tarsienne du même côté et successivement dans le genou et l'articulation tibio-tarsienne droite. Le malade de l'obs. XIII commença par souffrir dans les articulations des membres inférieurs, et le lendemain dans celles des membres supérieurs. Chez une petite fille de 11 ans, que je vis tout récemment, ce fut le poignet gauche qui se prit le premier, puis l'articulation tibio-tarsienne droite; enfin le poignet droit finit par se prendre à son tour, mais longtemps après.

Chez le malade de l'obs. XX, la douleur se manifesta d'abord dans le genou droit, puis successivement dans le cou-de-pied du même côté, dans les articulations des orteils, la hanche droite, puis la gauche, et enfin le genou gauche.

J'aurais désiré dresser un tableau à l'instar de celui qu'a dressé M. Monneret dans sa thèse déjà citée, pour déterminer quelles sont les articulations qui ont été prises les premières et les dernières; mais mes recherches sont incomplètes à ce sujet, car dans les campagnes (j'étais alors praticien dans un bourg du centre de la France, à Sancergues) les rhumatisants ne réclament guère du médecin qu'une ou deux visites, tout au plus.

D'après le tableau de M. Monneret, basé sur 93 cas, on trouve que le rhumatisme s'empare en premier lieu des grosses jointures du genou, du cou-de-pied, et que les poignets et les genoux sont les derniers points qu'il abandonne.

Nous avons déjà fait remarquer que le rhumatisme a une grande tendance à changer de place et à affecter successivement différentes articulations. Il n'est pas rare, en effet, de le voir abandonner une jointure pour se porter sur une autre plus ou moins éloignée. Assez souvent le gonflement et la rougeur persistent encore quelque temps dans l'articulation que la douleur a quittée.

Comme on le voit, la marche du rhumatisme articulaire aigu est fort irrégulière, et offre de très-grandes variations. « Tantôt les symptômes arthrifiques et fébriles marchent parallèlement vers la résolution, c'est ce qui arrive surtout dans le rhumatisme borné à un petit nombre d'articulations, tantôt les phlegmasies articulaires se développent avec une intensité médiocre, et les symptômes généraux sont proportionnés au nombre et à l'intensité de ces phlegmasies. Dans un troisième ordre de faits, des phlegmasies articulaires se disséminent sur un grand nombre d'articulations, mais sans s'y arrêter, en passant successivement de l'une à l'autre, sans que les premières attaquées redeviennent entièrement libres, et alors le patient est perclus de tous ses membres. Dans une autre catégorie de malades, après quelques douleurs vagues dans les jointures, deux articulations restent prises à un faible degré, et cependant la fièvre persiste, la résolution se fait longtemps attendre, sans que l'on puisse toujours attribuer la longue durée du mal à une complication viscérale ou à la maladie de la jointure. Enfin, l'arthrite rhumatismale peut se localiser, et alors on voit paraître tous les signes de l'arthrite chronique et de la tumeur blanche. » (Monneret, *thèse citée*.)

La marche bizarre, étrange du rhumatisme articulaire, les nombreuses variations qu'on observe dans son cours, s'opposent invinciblement à la division de cette maladie en périodes tranchées, comme cela a lieu pour une foule de maladies. En effet, outre les exacerbations quotidiennes arrivant le soir et la nuit, on voit survenir des recrudescences vraiment inexplicables et qui échappent à toute classification tant soit peu méthodique.

§ IV. — Durée et terminaison.

La durée du rhumatisme articulaire aigu est très-variable et ne saurait vraiment être précisée, à cause d'une foule de circonstances dépendantes du traitement employé, de l'intensité de la maladie, etc.; mais on peut dire que généralement elle varie de quinze jours à trois mois.

Suivant M. Bouillaud, cette durée est en rapport avec le mode de traitement employé. Par sa méthode de saignées coup sur coup, elle ne dépasse pas, en général, un ou deux septénaires. Pour M. Chomel, la moyenne est de vingt et un jours; elle est de quarante jours pour M. Roche, de dix-sept jours pour M. Legroux et de vingt-cinq pour Maclead. La moindre durée que les auteurs aient signalée jusqu'ici est de trois à quatre jours. Les résultats que nous avons obtenus dans notre pratique rurale diffèrent considérablement de ceux indiqués ci-dessus. Une de nos malades (la femme Bourdot) a guéri du soir au lendemain; un autre est guéri en deux jours; Lacroix a été délivré de son rhumatisme en trois jours; la femme Thibault en quatre ou cinq jours. Je n'ai vu que deux malades dont la guérison se soit fait attendre trente ou trente-cinq jours par la méthode que nous employons ordinairement. Par contre, j'ai remarqué que les malades qui ont été abandonnés aux seules ressources de la nature ont mis trois mois et plus à se guérir. Le traitement par le sel de nitre à haute dose est donc ici d'une efficacité incontestable. J'ai depuis fait usage de l'hydrosudopathie contre le rhumatisme articulaire aigu, et le résultat que j'en ai obtenu est encore supérieur à celui du sel de nitre. Je conseille au lecteur de lire attentivement les observations XX, XXI, XXII et XXIII.

Quant à la terminaison du rhumatisme articulaire, elle a toujours eu lieu, chez mes malades, par résolution. Une fois cependant la maladie se termina par la mort, et une autre fois elle laissa à sa suite une fausse ankylose du genou (obs. XVI).

La résolution s'est toujours opérée chez tous mes malades, à l'exception d'un seul, sans phénomènes critiques apparents. Chez le sujet qui fait exception à cette règle (obs. XVIII), elle s'est opérée à la suite de sueurs abondantes. Mais il est vrai de dire qu'il est très-rarement donné au praticien, dans les campagnes, de suivre la maladie jusqu'à sa fin, et partant, si des crises ont lieu, elles passent inaperçues. Tous les praticiens d'ailleurs citent des terminaisons de rhumatisme articulaire à la suite de sueurs copieuses ou d'un flux d'urine sédimenteuse critique. Pour ce qui concerne les urines, il faut avouer

que nous les avons presque toujours trouvées troubles et sédimenteuses. Mais ce phénomène ne nous a nullement semblé critique.

On a vu quelquefois le rhumatisme aigu passer à l'état chronique;
enfin, si nous en croyons les auteurs, il s'est terminé quelquefois par
suppuration. Cette terminaison est fortement contestée. M. Andral a
communiqué à l'Académie de médecine de Paris, dans sa séance du
9 août 1860, un fait qui semble fixer définitivement l'opinion sur
cette question tant controversée, fait qui prouve : 1° que le rhumatisme articulaire peut, dans certaines circonstances, rares il est vrai,
causer la mort, quoique exempt de toute complication; 2° que les
caractères anatomiques du rhumatisme articulaire peuvent être ceux
de l'inflammation suppurative la mieux caractérisée.

Ces deux points pathologiques, presque universellement admis
comme exception, n'étaient, le dernier surtout, établis que sur des
observations peu authentiques. Le fait de M. Andral mérite, sous ce
rapport, une place importante dans l'histoire du rhumatisme.

§ V. — COMPLICATIONS ET MÉTASTASES.

On appelle complication ou coïncidence les maladies intercurrentes
qui viennent s'ajouter au rhumatisme, ou bien encore l'extension du
principe rhumatismal à quelque organe interne primitivement sain.
On appelle, par contre, métastase, la cessation brusque des phénomènes arthritiques, en présence d'une méningite, d'une pleurésie ou
de toute autre maladie interne. La métastase est donc une véritable
révulsion morbide, tandis que la coïncidence n'est que l'extension du
mal à des organes internes, ou bien l'apparition d'une nouvelle maladie, venant compliquer celle qui existait déjà.

Cela posé, voici quelles sont les complications que nous avons eu
occasion d'observer. L'observation IX nous fournit un exemple de
rhumatisme articulaire compliqué de l'état bilieux. Aussi le mal céda-
t-il, comme par enchantement, à la médication vomitive.

Chez le malade qui fait le sujet de l'observation VI, le rhumatisme
était compliqué de méningite. Je dis compliqué, car le principe rhumatoïde s'est propagé, étendu ici aux méninges, sans avoir quitté les
parties primitivement affectées. Les auteurs citent d'ailleurs plusieurs
exemples de méningite cérébrale et spinale de nature rhumatismale.

La pleurésie a été vue également dans le cours de l'arthro-rhumatisme.

Une complication à laquelle on a fait jouer un grand rôle, c'est l'endocardite et la péricardite. Lorsque la fièvre persiste après la disparition des douleurs rhumatismales, elle est toujours, suivant M. Bouillaud, symptomatique d'une affection du cœur, c'est-à-dire d'une endocardite, d'une péricardite ou d'une endopéricardite.

D'après le professeur Bouillaud, cette coïncidence est la règle, et la non-coïncidence l'exception. Mes observations semblent infirmer une telle assertion, puisque sur quarante-cinq cas de rhumatisme articulaire aigu, il ne m'a été donné de rencontrer qu'un seul cas de péricardite (obs. XIX). Or il me semble que si elle était aussi fréquente que M. Bouillaud le dit, je l'aurais observée plus souvent dans ma pratique rurale, d'autant plus que les paysans, comme on sait, réclamant toujours tardivement les secours de l'art, cette complication fâcheuse aurait tout le temps de se développer. Cependant, je le répète, je ne l'ai observée qu'une fois. Je ne la nie pas pour cela, car elle a été observée et étudiée par des praticiens très-consommés. Baglivi, Pitcairn, Lamisi, Stoll, Storck, ont signalé, en effet, l'influence du rhumatisme articulaire sur les maladies du cœur. Corvisar dit qu'il est tenté de regarder, entre autres, comme cause fréquente de l'adhérence du péricarde au cœur, les affections rhumatismales et goutteuses.

Pinel, à propos de la péricardite dont est mort Mirabeau, fait mention de l'influence exercée sur ce dénoûment funeste, par un rhumatisme vague dans le bras dont le grand tribun a été affecté à plusieurs reprises.

Matthey est plus explicite encore que les auteurs que je viens de citer. D'après ses recherches et ses observations, il est porté à croire que les affections organiques du cœur sont le plus souvent l'effet d'une irritation rhumatismale mal traitée, très-intense ou méconnue à son origine.

Scudamore et Kreysing signalent aussi cette coïncidence. Ce dernier cite même quelques exemples d'arthrite rhumatismale se portant sur le cœur, soit à la membrane interne, soit à la membrane externe, et il ajoute que cela est très-fréquent. Gola (*Annali di med. dello strambio*, 1828) signale clairement et nettement la fréquence de la péricardite et autres affections du cœur accompagnant le rhumatisme articulaire, et il conseille aux praticiens de ne pas négliger ce rapport; Broussais enfin, Chomel, Andral et Hope font tous mention de

cette coïncidence; mais c'est M. Bouillaud qui, par ses longues e
laborieuses recherches, jeta le plus de lumière sur ce point de l'histoire du rhumatisme. Le premier il publia un grand nombre de faits
bien observés de péricardite, d'endocardite et d'endopéricardite rhumatismale, avec tous les développements et les applications désira-
rables. C'est à lui par conséquent qu'appartient l'honneur d'avoir
mis dans tout son jour cette vérité au point qu'on doit véritablement
le regarder comme l'auteur de cette importante découverte, car avant
lui on n'en avait parlé que d'une manière vague et confuse.

Quoi qu'il en soit, en présence des assertions si positives de ce
savant illustre, je suis vraiment étonné de n'avoir pas observé plus
souvent cette coïncidence.

M. Bouillaud cite un cas de phlébite rhumatismale, qui était accompagnée de tous les symptômes de la phlegmasie *alba dolens*. « Un fait
incontestable, dit ce savant professeur, est donc l'association fréquente du rhumatisme articulaire avec les phlegmasies des séreuses ;
elles apparaissent dans le cours de la maladie à des époques un peu
variables, et sont le résultat de l'extension des phlegmasies rhumatismales. »

La pneumonie a été également observée comme complication du
rhumatisme articulaire, mais beaucoup moins souvent que les inflammations des membranes séreuses. J'ai vu moi-même une pneumonie et un rhumatisme articulaire aigu (obs. X) se déclarer et disparaître en même temps sur le même sujet. J'ai donné des soins à
une femme âgée de 55 ans, atteinte d'un rhumatisme articulaire compliqué d'un catarrhe pulmonaire. Chez quatre de mes malades rhumatisants, il y avait complication de bronchite, chez un autre de
dyspnée.

L'anémie a été signalée par le professeur Piorry comme complication du rhumatisme articulaire aigu. Les auteurs citent encore
d'autres complications, telles que l'état puerpéral, les exanthè-
mes, etc.

Les malades des IIᵉ et XIVᵉ obs. étaient atteints de rhumatisme
compliqué d'urticaire; l'éruption avait précédé chez eux l'affection
rhumatismale. Le premier malade offrait, en outre, une autre complication : c'était une fièvre intermittente quotidienne avec redoublement tierce.

La néphrite peut aussi compliquer le rhumatisme, comme l'a vu M. Rayer.

M. Dezeimeris signale comme une complication fréquente la névralgie des muscles de la vie de relation. Le mal frappe souvent ceux des membres, des lombes, du cou, de la tête, des parois thoraciques, abdominales et de l'épaule. Nous-même avons eu occasion d'observer plusieurs de ces complications.

Storck parle d'un rhumatisme accompagné d'un tétanos presque universel. Stoll a vu le trismus de la mâchoire, le sclérotyrbe compliquer un rhumatisme articulaire. J'ai vu moi-même un cas semblable. Marzari, Zaluti et Cheze ont observé le même phénomène. M. Speranza a donné l'histoire d'un arthro-rhumatisme accompagné de phénomènes les plus bizarres et de convulsions. Cotagno et J. Franck ont observé un grand nombre d'hydropisies rhumatismales.

Quant aux *métastases* rhumatismales, je ne crois pas en avoir observé d'une manière bien authentique; car je ne saurais vraiment affirmer si le malade de la VI⁰ obs. a succombé à une métastase plutôt qu'à une extension du mal à des organes internes, attendu qu'il m'a été impossible de suivre les différentes phases de la maladie. Cependant les métastases ont réellement lieu quelquefois. Stoll a observé un grand nombre de métastases rhumatismales. « L'humeur rhumatismale, dit-il, abandonnait les membres subitement, et au moment où l'on s'y attendait le moins, elle se portait sur la poitrine où elle occasionnait la dyspnée et l'orthopnée, avec une toux très-violente, de l'oppression et des crachats, quelquefois sanguinolents. Une jeune fille ressentit tout à coup un froid extrême, le rhumatisme s'étant porté sur les poumons, elle ne pouvait respirer que dans une position droite; une sueur froide se ramassait en gouttes; on ne sentait pas le pouls au poignet, le cœur battait d'une manière très-irrégulière et avec beaucoup de fréquence. » (*Méd. prat.*)

On a signalé des épanchements métastatiques dans la cavité abdominale, et plus souvent des méningites et des pleurésies métastatiques qui ont succédé à l'arthrorhumatisme. Nous en rapportons plusieurs exemples.

La délitescence est donc un des caractères essentiels du rhumatisme, mais je pense qu'elle est infiniment moins fréquente que les complications. Quoi qu'il en soit, ce sont les complications et surtout les métastases qui impriment un caractère de gravité aux affections rhumatismales, car en elles-mêmes ces affections ne présentent aucun danger sérieux. Le praticien prudent doit donc toujours avoir à l'esprit les complications et les métastases, lorsqu'il s'agit de se prononcer sur l'issue de la maladie, en d'autres termes son pronostic doit être réservé.

§ VI. — Nature de l'arthro-rhumatisme.

La nature du rhumatisme est un sujet inépuisable de discussion parmi les médecins. Il est important de s'y arrêter et de l'approfondir, car à une telle étude se rattachent les plus hautes questions de pathologie générale. C'est une question très-grave et éminemment pratique de la solution de laquelle dépend le choix du traitement.

Pour M. Bouillaud, le rhumatisme articulaire est une maladie essentiellement inflammatoire, le type même des inflammations, et il admet que les articulations qui sont le siége de cette phlegmasie peuvent par la suite dégénérer en tumeur blanche. MM. Piorry et Tommasini professent à peu près la même doctrine, et bien avant eux Sydenham regardait déjà le rhumatisme comme une inflammation.

Pour la plupart des pathologistes, le rhumatisme n'est nullement de nature inflammatoire; l'inflammation n'en serait pas même un élément, mais seulement une complication.

M. Dechailly, qui a adressé à l'Académie de médecine de Paris un mémoire sur le traitement du rhumatisme articulaire aigu par les vésicatoires volants (1), mémoire qui a servi de thèse à une discussion approfondie, de la part de l'Académie, sur la nature de cette maladie. M. Dechailly, dis-je, paraît se ranger à l'avis de MM. Grisolle et Puccinotti. Suivant lui, en effet, le rhumatisme n'est pas plus une inflammation des articulations que la variole et la rougeole ne sont des inflammations de la peau, que la fièvre typhoïde n'est une inflammation du tube digestif. Dans ces différents cas, la phlegmasie

---

(1) Ce traitement avait déjà été préconisé par Cotugno. Dernièrement le docteur Herbert Davies (de Londres), préconisa aussi les vésicatoires contre cette maladie, et crut être le premier promoteur de cette méthode. (*On the treatment of rheumatic fever in its acute stage exclusively by tree blistering.*)

ne serait que la manifestation symptomatique d'une cause morbifique qui existe dans l'économie.

Pour M. Requin et M. Bufalini, l'arthro-rhumatisme est analogue à la goutte ; c'est une diathèse urinaire. M. Chomel classe le rhumatisme à la fin des phlegmasies et immédiatement avant les hémorrhagies. Suivant ce savant médecin, les affections rhumatismales forment un groupe, une famille tout aussi naturelle que les fièvres intermittentes, et offrent beaucoup d'analogie avec les maladies nerveuses.

Hufeland considère le rhumatisme comme une affection séreuse.

Ainsi, en résumé, quatre opinions principales partagent les médecins sur la nature intime du rhumatisme : 1° pour les uns, c'est une inflammation franche ou tout au moins spécifique ; 2° pour les autres, une névrose ou une névralgie ; 3° pour un troisième ordre de médecins, c'est une affection lithisiaque comme la goutte ; 4° enfin, pour un quatrième ordre, c'est une affection séreuse.

Nous allons étudier et examiner attentivement la valeur de ces différentes opinions. La source des erreurs qui règnent sur l'essence du rhumatisme deviendra ainsi évidente, et en réduisant la maladie à ses plus simples éléments, tant étiologiques que pathologiques, on parviendra peut-être à saisir, à découvrir sa nature intime.

Les partisans de la nature inflammatoire du rhumatisme articulaire basent leur opinion sur l'identité de la cause, l'identité des symptômes, l'identité du traitement des affections inflammatoires et rhumatismales. En effet, disent-ils, il est reconnu que les mêmes causes, froid humide, qui donnent naissance à une maladie franchement inflammatoire, engendrent également le rhumatisme articulaire aigu.

Le sang des rhumatisants, ajoutent-ils, est analogue, identique à celui des grandes inflammations ; il est couvert, en effet, d'une couenne épaisse ; le caillot est petit, rétracté et très-fibrineux. L'analyse y démontre un accroissement considérable de l'élément fibrineux.

L'arthro-rhumatisme aigu offre tous les symptômes locaux de l'inflammation la plus franche, tels que tuméfaction, chaleur, douleur et rougeur. Aussi l'a-t-on vu quelquefois se terminer par suppuration. Enfin, le traitement antiphlogistique est parfaitement indiqué contre cette maladie.

Nous allons essayer de combattre ces propositions. Et d'abord, l'a-
nalogie de la cause relativement aux inflammations et au rhumatisme
n'est pas réelle; elle n'est qu'apparente. « En effet, comme le fait remarquer avec beaucoup de justesse le professeur Puccinotti, si le froid
agit dynamiquement sur la fibre tant que dure cette action simple, il
ne se produit, comme effet immédiat et direct, ni rhumatisme ni inflammation, mais une *paracinésie*, c'est-à-dire une irrégularité et une
disproportion dans les mouvements constituée par une prédominance
de contraction. Si la même puissance trouve la peau en sueur ou
dans un grand état d'exhalation vaporeuse, son action, en troublant
ce mouvement chimico-vital, n'est plus simplement dynamique et
l'affection idiopathique qui s'ensuit en est l'effet direct et immédiat.
Dans ces cas, le fond de la maladie est toujours rhumatismal, et si
l'inflammation s'y associe, elle ne doit être considérée que comme
une complication. Que le froid donne naissance à une pneumonie ou
à toute autre inflammation, c'est là une simple action empirique;
pour qu'elle devienne analytique, il faut raisonner ainsi : le froid,
comme puissance dynamique, produit une contraction morbide qui
ne tarde pas à être suivie de fluxion, soit dans les capillaires arté-
riels, soit dans le système capillaire interne destiné à la nutrition des
organes. Dans le premier cas, cette fluxion est provoquée par l'expan-
sion active qui se réveille sur la peau même ; dans le second cas, par
l'effet de la contraction diffuse qui s'opère dans le système capillaire
interne. Par cette fluxion, la substance artérielle nutritive s'accroît,
et partant l'organe dans lequel cet accroissement a lieu, subit un plus
grand mouvement de nutrition partielle, et c'est en cela précisément
que consiste l'inflammation ; de telle sorte qu'entre l'impression du
froid et la phlogose se passent plusieurs phénomènes intermédiaires
qu'il importe d'étudier et de connaître ; et il n'est pas vrai de dire
que cette phlogose est un effet aussi prochain et aussi immédiat de
cette cause éloignée, comme l'est, par exemple, l'affection rhumatismale. L'ignorance de ces phénomènes intermédiaires est cause que
la doctrine des rapports entre la puissance éloignée et l'idiopathie
n'est pas bien établie. Dans l'idiopathie inflammatoire, il faut souvent chercher ces phénomènes, non pas dans les causes externes
évidentes, mais dans la source même de nutrition par afflux de sang
artériel. Par conséquent, toute force qui détermine cette fluxion est
une force prédisposante, et la cause éloignée directe devient le ma-

tériel accru de nutrition, dont l'effet immédiat est le processus local même de nutrition accrue, qui constitue la cause prochaine, c'est-à-dire l'inflammation elle-même. De cette manière, la doctrine des rapports étiologiques demeure inébranlable, même dans les idiopathies phlogistiques, c'est-à-dire dans les idiopathies qui semblaient à première vue en faire la plus grave exception. Dans les idiopathies phlogistiques, la véritable cause éloignée directe, en rapport avec la cause prochaine, est donc l'augmentation des matériaux de nutrition, tandis que, dans les idiopathies rhumatismales, la vraie cause éloignée directe est le contact de l'air froid ou humide, contact dont l'effet subit est la suspension ou le trouble de la fonction exhalante de la peau et des membranes muqueuses ; et c'est dans ce trouble ou dans cette suspension que consiste la cause prochaine du rhumatisme. De cette manière, on voit disparaître toute analogie de cause et de son mode d'agir, en même temps que celle des effets. Or, dire que le froid produit directement la pneumonie ou la pleurésie, c'est dire, comme le remarque Goldoni, que le calorique produit du froid, parce que le calorique fait évaporer les éthers et que l'évaporation engendre du froid. Cette manière de raisonner ou plutôt de déraisonner, c'est-à-dire de ne tenir aucun compte des phénomènes intermédiaires, à savoir que les effets ne répondent pas toujours aux causes. (Puccinotti, *Pathologia induttiva*; Macerata, 1834.)

Voilà pour l'étiologie. Passons maintenant aux symptômes. Les symptômes de l'arthro-rhumatisme diffèrent considérablement de ceux des maladies inflammatoires. Le rhumatisme est une affection toute spéciale. On en trouve la preuve dans son extrême mobilité, dans l'instantanéité de son début, dans la rapidité avec laquelle il atteint son apogée, dans la facilité extrême avec laquelle il cesse tout à coup, ou se déplace. Une autre preuve encore, c'est la persistance de la fièvre après la disparition des douleurs articulaires. En outre, les tumeurs articulaires du rhumatisme, à la différence du flegme ou de l'arthrite, sont élastiques et sagaces, et parfois elles sont si élastiques qu'on les dirait formées par le développement de quelque fluide élastique, comme l'avait déjà pensé Avicenne ; elles sont parfois aqueuses et fluctuantes, et la douleur les précède plutôt qu'elle ne les suit. Ce sont, en un mot, de simples congestions, et lorsqu'elles s'enflamment véritablement, ce qui peut avoir lieu, ainsi

que le prouve l'observation de M. Andral; ce n'est là qu'une complication.

Toutes ces circonstances démontrent clairement, ce me semble,
que le rhumatisme est tout autre chose qu'une inflammation. On ne
le rencontre point, en effet, dans la pleurésie et la péritonite qui
le compliquent si souvent, selon les auteurs, et dont la marche est si
différente.

Le sang du rhumatisme, dit-on, est couenneux et contient une
plus grande quantité de l'élément fibrineux. Mais ce phénomène n'est
pas constant, comme l'a observé Sarcone. Cet auteur a rencontré
quelquefois le sang diffluent et peu consistant, dont le caillot nageait
dans une grande quantité de sérosité comme putrescente.

Ballonio a observé le même phénomène. D'autres fois le sang ne
présente aucune espèce d'altération. « J'ai vu, dit Giacomini, le sang
d'un grand nombre de fièvres rhumatismales; je l'ai toujours trouvé
couenneux, il est vrai, mais la couenne n'était pas celle des maladies
inflammatoires des viscères. »

De tout ceci on doit conclure que, lorsque le sang du rhumatisme
présente une couenne épaisse et est fortement fibrineux, c'est qu'il
est compliqué d'inflammation; mais cette inflammation n'est pas la
principale condition pathologique, elle n'est que secondaire.

Enfin, l'analogie qu'on a argué entre le rhumatisme et l'inflammation du traitement antiphlogistique, n'est pas plus fondée. On sait,
en effet, que Sydenham, Stoll, Marchetti, Cullen, Sauvages, Legroux,
qui usaient largement de la saignée, l'ont abandonnée après lui
avoir reconnu le grand inconvénient d'abattre les forces du malade
sans user le mal, et de favoriser les récidives et les accidents cardiaques.

L'Ecole de Montpellier, éclairée par l'expérience clinique, a proscrit
également, pour les mêmes motifs, l'emploi des émissions sanguines.
Cependant la saignée, je l'avoue, est quelquefois utile; elle prévient,
dans quelques circonstances, les fluxions, ou les dissipe; elle dissipe
l'inflammation, lorsque celle-ci complique la maladie principale;
enfin, la saignée, dans l'état de pléthore, peut rendre la liberté d'action aux efforts expansifs à l'aide desquels se rétablissent les exha-
lations extérieures. Mais toujours est-il que, dans tous ces cas, elle
n'est utile qu'à titre d'adjuvant et n'est nullement un moyen direct
de traitement, comme dans les inflammations. Ce n'est donc que dans

des cas exceptionnels que la saignée agit avec efficacité ; mais pour combattre le fond de la maladie, il faut s'adresser à d'autres agents thérapeutiques.

Il résulte des considérations que nous venons d'exposer que le rhumatisme n'est ni une inflammation franche ni une inflammation spécifique, que l'inflammation n'est pas même un élément du rhumatisme, mais seulement une complication, lorsqu'elle existe... Et ce n'est que dans ce dernier cas que la saignée peut être réellement utile ; dans tous les autres cas, elle est nuisible.

Le rhumatisme articulaire n'est pas davantage une névrose, comme l'ont prétendu quelques auteurs. Cette opinion est basée sur la douleur, qui est le symptôme constant et le plus saillant du rhumatisme, sur sa mobilité, sur la forme nerveuse qu'il revêt quelquefois, ou sur quelque complication nerveuse, sur sa guérison obtenue, dans certaines circonstances, par l'opium, l'arnica et les préparations de quinquina et particulièrement le sulfate de quinine. Une telle opinion est née encore de la confusion qui a été faite entre plusieurs maladies dont l'identité de nature n'est nullement prouvée. Personne n'ignore, en effet, que sous le nom de rhumatisme on a réuni les choses les plus dissemblables, que ce nom a été appliqué à des états organopathiques, à des phénomènes morbides très-différents. C'est ainsi que les rhumatismes musculaires et les névralgies musculaires périarticulaires, les paralysies, etc., ont été, par une déplorable confusion, désignées sous le titre commun de *maladies rhumatismales*.

Cela posé, il n'est pas étonnant que l'esprit se soit égaré dans ce dédale scientifique, et ait pris l'erreur pour la vérité ; mais, par une étude analytique profonde et minutieuse, il sera toujours facile de dégager les véritables éléments de chacune de ces affections et de faire ressortir avec soin leurs individualités respectives. Dès lors, les analogies qu'on a essayé d'établir entre les affections nerveuses et les affections rhumatismales, disparaîtront aux yeux les moins clairvoyants.

Les anciens, avant Baillou, ne distinguaient pas l'arthro-rhumatisme de la goutte. En effet, Stoll regardait ces deux affections comme des variétés d'une même maladie. Plusieurs auteurs modernes, entre autres MM. Bufalini, Chomel, Pidoux, Requin, etc., soutiennent encore cette opinion, et font par conséquent du rhumatisme une diathèse lithisiaque tout à fait identique à la goutte. Dans les deux af-

fections, en effet, disent-ils, on observe la diathèse urique. On a vu
assez souvent des rhumatisants atteints, comme les goutteux, de
calculs et de gravelle, et la matière tophacée déposée dans les parties
malades des rhumatisants se compose d'urates et d'une petite quantité de phosphates, absolument comme les matières tophacées des
goutteux.

Dans le rhumatisme, comme dans la goutte, les symptômes locaux
sont les mêmes : tuméfaction, rougeur, douleurs lancéolantes, suppuration articulaire très-rare.

Le rhumatisme articulaire chronique, comme la goutte, donne
naissance à un gonflement ou plutôt à un empâtement sub-inflam-
matoire et à la déformation des articulations malades.

Les complications viscérales sont souvent les mêmes dans les deux
maladies.

Les partisans de l'identité des deux maladies insistent, en outre,
sur les troubles dyspepsiques qu'on a observés sur les rhumatisants
et surtout sur cet ensemble de phénomènes morbides qu'on désigne
sous le nom de rhumatisme goutteux, et qui sont assez fréquents.
En effet, plusieurs rhumatisants sont pris, soit dans l'intervalle des
attaques, soit à d'autres époques, de douleurs vagues, mobiles ou
fixes, persévérantes, qui ont leur siége dans les tissus musculaires
et les parties fibreuses articulaires ou autres. Nous avons donné des
soins à une femme qui présentait ces phénomènes à un degré éminent. Les muscles de la vie organique et les nerfs offrent également
des troubles et des douleurs semblables ; des flux et des congestions
viscérales se manifestent souvent et chez les goutteux et chez les rhumatisants. C'est ce qu'on appelle la goutte ou le rhumatisme re-
monté.

La mobilité de ces accidens, leur reproduction sous forme de paroxysmes irréguliers, les transformations variées qu'ils subissent, leur
prédilection pour les tissus fibreux et musculaires, établissent enfin
l'identité entre les deux maladies.

Telles sont les considérations que font valoir les partisans de l'i-
dentité de la goutte et du rhumatisme.

Commençons par avouer avec M. Monneret que ces deux maladies
se confondent en effet à leurs limites extrêmes, c'est-à-dire au moment où leurs caractères spéciaux s'atténuent et s'effacent pour ne
laisser dans l'économie que quelques retentissements vagues et

obscurs de l'affection qui tout à l'heure encore était plus tranchée. Quand nous ne pouvons découvrir la cause d'une douleur opiniâtre qui occupe le péricrâne, un muscle, un tendon ; quand nous ne pouvons assigner une origine à une douleur cutanée, à une paralysie limitée, à une contracture musculaire ou à une chorée, nous disons qu'elles sont rhumatismales si le sujet a eu des rhumatismes, goutteuses s'il a eu la goutte ; et lorsque les souvenirs du malade n'accusent ni un accès de goutte ni un accès de rhumatisme, on cède involontairement au besoin d'expliquer la nature de ces accidents, et on les prend pour des manifestations d'un vice général, appelé tantôt goutteux, tantôt rhumatismal... (Monneret, *loc. cit.*)

Mais ce ne sont pas là des motifs suffisants pour confondre les deux maladies et n'en faire qu'une seule. La confusion dont il a été fait mention se remarque dans toutes les espèces morbides, même les mieux caractérisées. En effet, où finit l'hystérie et où commence l'épilepsie ? Comment distinguer d'une manière certaine, possible, la méningite de l'encéphalite ? Les congestions et l'œdème pulmonaires, la bronchite capillaire, les pneumonies lobulaires se confondent tellement par leurs symptômes, que tous les jours les praticiens les plus consommés se trouvent embarrassés au lit des malades pour savoir à laquelle de ces deux espèces pathologiques il faut rapporter les symptômes observés. Et cependant toutes ces affections ont des caractères distincts qui en font des espèces morbides parfaitement distinctes. Ce n'est donc pas dans leurs limites extrêmes qu'il faut considérer les maladies pour en faire ressortir leur individualité, mais dans l'ensemble de leurs symptômes. Il importe à cet effet de dégager les divers éléments de la question qu'on traite, qu'on étudie, de tout ce qui peut l'obscurcir, afin de ne laisser place à aucune fausse interprétation.

Pour élucider cette grave question, il importe de mettre de côté tous les phénomènes généraux communs pour ne prendre que ceux qui appartiennent plus particulièrement soit à la goutte, soit au rhumatisme. C'est en procédant de la sorte qu'on parviendra à mettre dans toute leur lumière les caractères distinctifs de la goutte et du rhumatisme, et que les individualités différentes de ces deux affections frapperont les regards de tout observateur qui n'aura point d'idées préconçues. Nous allons passer en revue les caractères pathognomoniques qui différencient ces deux espèces morbides. Nous verrons, comme l'observe M. Monneret, que l'identité, même de siége, n'est qu'apparente. En effet, bien qu'articulaires l'une et l'autre, les lésions locales n'affectent généralement pas les mêmes tissus, et donnent lieu à des produits de nature toujours différente, lors même que le siége histologique est identique; elles s'accompagnent enfin de symptômes qui ne se ressemblent ni par leur marche ni par leur nature. On trouvera les principales différences de ces maladies dans le tableau synoptique suivant :

I.	**I.**
La goutte commence, en général, par attaquer le gros orteil ; puis elle envahit successivement les doigts des pieds et des mains, c'est-à-dire les petites articulations, et se borne le plus souvent, pour ce qui concerne les grandes articulations, à celles des membres inférieurs (les genoux et les articulations tibio-tarsiennes).	Le rhumatisme affecte ordinairement les grosses articulations des membres supérieurs et des membres inférieurs, telles que les genoux, les poignets, les articulations tibio-tarsiennes, soit au début, soit dans le cours de la maladie. D'après mes observations, l'orteil n'a été altéré qu'une fois.
II.	**II.**
La goutte affecte principalement, de préférence, les tissus fibreux et tendineux, puis successivement les tissus cellulaire et séreux, ainsi que les vaisseaux capillaires.	Le rhumatisme, au contraire, affecte d'abord le tissu séreux ou musculaire, puis secondairement le tissu fibreux et cellulaire.
III.	**III.**
Les désordres de la podagre procèdent du dehors en dedans ; ils compriment, écartent, usent les parties. Le siége de cette affection est dans les tissus fibreux et tendineux.	Dans le rhumatisme, c'est l'inverse qui a lieu ; les désordres procèdent de dedans en dehors. Le siége du rhumatisme est dans la synoviale, et, lorsqu'il passe à l'état chronique, il envahit les tissus fibreux, fibro-cartilagineux et même les os.
IV.	**IV.**
Dans la goutte on observe des concrétions tophacées composées d'acide urique, de soude et de chaux, déposées dans le tissu cellulaire qui environne la synoviale et qui finissent même par être séparées à la face interne de cette membrane (rarement, suivant Morgagni), ou dans d'autres tissus. De là la dilatation des vaisseaux, et ces congestions des tissus qui s'infiltrent de sérosité, s'indurent, s'hypertrophient et parfois même s'ulcèrent et suppurent pour donner issue à ces concrétions.	On n'observe point de ces concrétions dans le rhumatisme, et par conséquent aucun des désordres auxquels elles donnent naissance par leur présence.

V.

Les articulations affectées offrent un empâtement qui dépend de l'épanchement de la substance saline en dissolution dans la sérosité; elles sont le siége de douleurs circonscrites, exacerbantes, névralgiques.

VI.

Dans la goutte il n'y a pas de fièvre, ou bien elle est très-faible. Symptômes généraux nuls ou presque nuls.

VII.

La goutte revêt ordinairement la forme paroxystique, et parfois même intermittente. Le soir ou la nuit la douleur s'accroît et il survient un peu de fièvre, et l'accès paraît cesser le matin pour revenir la nuit suivante, et enfin, plus tard les symptômes deviennent continus.

VIII.

La peau est sèche et n'est le siége d'aucune éruption. Les sueurs, lorsqu'elles existent, sont très-acides.

IX.

La goutte n'affecte d'abord, pendant longtemps, qu'une ou deux articulations, et ne s'étend qu'au fur et à mesure qu'elle devient asthénique. Ses paroxysmes sont plus longs et moins intenses au fur et à mesure qu'on avance en âge, et vous poursuivent jusqu'à la fin de votre carrière.

X.

Les accès de goutte sont suivis de santé; il n'y a point de convalescence. Ce n'est qu'à la longue que des troubles dyspepsiques se manifestent.

XI.

La lithiase urique est constante dans la goutte, même dans l'intervalle des accès, ce qui tient à la diathèse, c'est-

V.

Les articulations rhumatisées sont tuméfiées d'une manière égale et régulière; la synovie épanchée dans la capsule donne lieu à la fluctuation et à la roséole rhumatismale. Le moindre mouvement éveille la douleur.

VI.

Dans le rhumatisme articulaire aigu, la fièvre est intense, et les symptômes généraux sont très-développés.

VII.

La rémission dans le rhumatisme est très-peu marquée.

VIII.

Il y a des sueurs abondantes, et la peau est souvent le siége d'une éruption miliaire ou de sudamina.

IX.

Le rhumatisme ne vous atteint qu'une, deux ou trois fois tout au plus, dans le cours de la vie, et à la longue il finit, petit à petit, par disparaître tout à fait, ou il est remplacé par des douleurs vagues musculaires névralgiques. En un mot, les accès de l'arthro-rhumatisme vont en diminuant et cessent à mesure que l'on avance en âge.

X.

Lorsque la fièvre a été intense et les douleurs vives, la convalescence est longue; il y a un état anémique avec bruit de soufflet au cœur, qui dure fort longtemps, même lorsqu'on n'a pas ouvert la veine.

XI.

Après la maladie, les urines deviennent naturelles. Ici la lithiase dépend de la fièvre et non de la maladie. Ja-

à-dire que l'urine est rouge, peu abondante et très-acide pendant l'attaque. Elle dépose de l'acide urique et des urates amorphes ou cristallisés, et parfois même des graviers rouges.

mais l'urine ne dépose de gravelle ni de sable.

XII.

Les congestions rénales, la néphrite, la pyélite, l'ischurie et les lésions de sécrétion urinaire (albumine, sang, mucus), sont des complications viscérales qui n'appartiennent qu'à la goutte.

XII.

Dans l'arthro-rhumatisme aigu, on n'a observé que la néphrite, et encore est-elle très-rare et offre-t-elle des lésions anatomiques et des symptômes tout différents de ceux de la néphrite goutteuse.

XIII.

Dans la goutte on n'a jamais signalé la coïncidence des affections du cœur.

XIII.

Les phlegmasies des séreuses, des vaisseaux, de la plèvre, du poumon et particulièrement l'endocardite et l'endopéricardite, coïncident assez souvent avec le rhumatisme articulaire aigu.

XIV.

La goutte s'accompagne *à la longue* de troubles dyspepsiques, de douleurs épigastriques et dans les hypochondres, de flatuosités, de gastralgie, de constipation opiniâtre, de flux hémorrhoïdaire.

XIV.

On ne voit rien de tout cela dans le rhumatisme articulaire aigu.

XV.

A l'état chronique, les jointures sont déformées, contournées, crochues dans la goutte; mais les mouvements, tout en étant gênés, s'accomplissent longtemps sans douleur, parce que les synoviales ne sont pas lésées.

XV.

Dans le rhumatisme articulaire chronique, les articulations sont déformées aussi; mais elles offrent un empâtement égal et régulier, et les moindres mouvements sont très-douloureux.

XVI.

Dans la goutte le sang n'est pas couenneux ou l'est très-peu. Le caillot est volumineux, noirâtre et mou; il contient un principe azoté, l'urée, suivant les uns, l'acide urique ou l'urate de soude, suivant les autres. C'est le même principe qui fait partie des concrétions articulaires ou urinaires. L'acide urique est à la goutte ce que le sucre est au diabète. M. Andral regarde cette altération comme un des éléments constitutifs de la goutte.

XVI.

Le sang, dans le rhumatisme articulaire aigu, est souvent couvert d'une couenne épaisse : le caillot est petit, rétracté et très-fibrineux, mais il ne contient aucun principe azoté.

XVII.

La goutte est héréditaire. Elle atteint

XVII.

Le rhumatisme n'est point héréditaire.

de préférence les hommes d'un âge mûr, gros, replets, d'un tempérament bilioso-sanguin ; elle survient ordinairement lors du changement des saisons, vers l'équinoxe du printemps et l'équinoxe d'automne ; une nourriture trop succulente, trop animalisée et trop copieuse, d'une part, l'affaiblissement du travail de décomposition, par suite du repos et de l'oisiveté, d'autre part, prédisposent singulièrement à la goutte. *Spiritum, vinum, venus, otium et crapula sunt primi parentes podagræ* (Baglivi). Aussi les pauvres en sont-ils exempts. Le mal dépend donc d'un trouble graduel et lent des fonctions viscérales ; il est, en quelque sorte, plus interne.

Les tempéraments nerveux et sanguins y sont également exposés, et il frappe surtout la jeunesse depuis l'enfance jusqu'à l'âge de 45 ans ; rarement à partir de cette époque ; les deux sexes y sont également sujets. Il survient dans toutes les saisons indistinctement. Les causes les plus efficaces du rhumatisme sont l'exposition du corps aux diverses variations de température, la pluie, le métier des armes, la pauvreté et la misère. Le rhumatisme est donc plus particulièrement sous l'empire des agents atmosphériques ; par conséquent, le mal est accidentel et en quelque sorte plus extérieur.

XVIII.

En résumé, l'élément morbide général de la goutte est une altération du sang caractérisée par l'excès ou la présence de l'urée ou de ses composés, et l'élément morbide local est une lésion sécrétoire qui s'opère dans différents tissus, mais plus spécialement autour des articulations et dans les reins, et dont le produit est semblable au principe qui est en excès dans le sang.

XVIII.

Eu résumé, l'élément morbide général du rhumatisme articulaire fébrile est un état fibrineux du sang, et l'élément morbide local a son siége dans la synoviale et offre, du moins en apparence, quelques caractères de l'inflammation.

XIX.

Le pronostic de la goutte est grave, car elle est incurable, et son traitement consiste principalement dans des soins hygiéniques.

XIX.

Le pronostic du rhumatisme est léger, le mal est curable et le traitement est toujours couronné de succès.

XX.

Enfin une dernière différence, c'est l'efficacité dans cette maladie du bicarbonate de soude et la tolérance de l'organisme pour des quantités considérables de ce sel.

XX.

Cette différence n'existerait pas suivant le docteur Cotton (de Londres), puisqu'il aurait retiré de ce sel, à haute dose, d'excellents résultats contre l'arthro-rhumatisme.

Telles sont les différences qui séparent d'une manière péremptoire le rhumatisme articulaire de la goutte. En examinant attentivement le tableau que nous venons de tracer, tout lecteur impartial demeurera, ce me semble, convaincu de la non-identité de ces deux affections.

Des considérations qui précèdent il demeure donc démontré que le rhumatisme n'est ni une inflammation, ni une névrose, ni une névralgie, ni une lithiase unique.— Qu'est-ce donc? Serait-ce une affection séreuse, comme l'a prétendu Hufeland? Nous sommes porté à le croire. Pour nous, en effet, le rhumatisme articulaire est une sécrétion plus abondante et anormale de synovie due à une hyperdiacrésie active. Les recherches microscopiques prouvent que cette sécrétion est constante. Ce sont là des faits positifs qui portent avec eux une grande signification. D'après cette doctrine, le rhumatisme rentrerait donc dans la classe des hydropisies comme l'hydrocèle.

Pour exprimer clairement et nettement une pensée sur la manière de comprendre ce point de pathogénésie, je dirai que pour moi la synovie épanchée est au rhumatisme articulaire ce que les pseudomembranes sont à la diphthérie. Cet épanchement de synovie dans le rhumatisme articulaire est le résultat d'un trouble sécrétoire des membranes muqueuses. Ce qui ajoute encore à l'appui de cette manière de voir, c'est l'efficacité du sel de nitre à haute dose et des vésicatoires dans le traitement du rhumatisme articulaire : *Naturam morborum curationes ostendunt.*

Or, je le demande, qu'a-t-elle affaire ici l'inflammation? Lorsque celle-ci existe, ce ne peut être qu'à titre de complication.

Je n'ignore pas que dire que le rhumatisme est une affection séreuse n'est point expliquer sa nature intime; mais on peut en dire autant de toutes les connaissances humaines. Savons-nous davantage ce que c'est que l'inflammation, la gravitation, la chaleur, la lumière, l'électricité? Il n'est pas donné à l'homme de pénétrer l'essence des choses : c'est là l'attribut de Dieu. Tout est mystère pour nous icibas. Nous ne pouvons que constater les effets, les grouper, les coordonner en séries, en familles naturelles, et cela suffit pour les progrès de la science humaine.

§ VII. — Traitement.

Le traitement de l'arthro-rhumatisme aigu se ressent de l'incertitude dans laquelle on est de sa nature intime. Une foule de moyens ont été préconisés contre cette affection, au point que le praticien éprouve vraiment au lit des malades l'embarras du choix au milieu de cette anarchie thérapeutique.

Afin d'introduire un peu d'ordre et de lumière dans ce chaos, nous diviserons en quatre groupes principaux les moyens thérapeutiques qui ont été proposés contre cette maladie. On verra que chacun de ces groupes correspond, jusqu'à un certain point, à une des théories sur la nature du rhumatisme.

1° Les émissions sanguines générales et locales sont préconisées par les partisans de la nature inflammatoire du rhumatisme. Parmi ceux-ci, les uns n'emploient la saignée que très-modérément, les autres à dose élevée, et même les saignées coup sur coup formulées. Les fomentations émollientes, les boissons réitérées fréquemment, les purgatifs et l'émétique à haute dose font partie de la méthode antiphlogistique.

2° Le traitement par le quinquina ou le sulfate de quinine à haute dose, par l'opium *intus et extra*, par les narcotiques et le cyanure de potassium, est employé particulièrement par les médecins pour lesquels le rhumatisme est de nature nerveuse ou névralgique. Et si ces praticiens ne s'expliquent pas nettement sur cette nature, le traitement qu'ils adoptent paraît du moins l'indiquer. Tous ces agents portent, en effet, leur action spéciale sur le système nerveux, et par cette raison on les emploie journellement pour combattre certaines névroses et certaines névralgies.

3° Les soins hygiéniques, une grande sobriété, une alimentation exclusivement végétale, le phosphate d'ammoniaque à la dose de 50 centigrammes par jour (1), sont conseillés par les médecins qui considèrent le rhumatisme articulaire comme un diabète urique et phosphatique.

4° Les diurétiques et les sudorifiques sont particulièrement recommandés par les partisans de la nature séreuse de cette affection.

A ces diverses méthodes on peut en ajouter une cinquième, l'empirisme, si toutefois il est permis d'appeler l'empirisme du nom de méthode.

Ici, comme dans toutes les maladies dont la nature intime n'est pas bien connue, le médecin sage et prudent ne doit adopter exclusivement aucune de ces méthodes. Il se laissera guider par les indications fournies par les trois éléments morbides principaux du rhumatisme, à savoir : l'état général, la lésion articulaire et les complications. Il fera de l'éclectisme ; il demandera à chaque mé-

---

(1) Suivant Edwards, ce sel se combine avec l'acide urique et l'urate de soude en excès. Suivant Liebig, il rend soluble l'acide urique, qui est alors éliminé par les urines.

thode ce qui lui paraît utile au cas particulier qu'il a sous les yeux ; il les modifiera, les combinera suivant les circonstances. C'est en quoi consiste véritablement l'art de guérir. Son tact médical, d'ailleurs, le guidera et l'inspirera dans une foule de cas.

Le traitement que nous employons habituellement contre l'arthrorhumatisme aigu se trouve consigné dans toutes les observations que nous avons relatées dans ce chapitre. Nous allons l'exposer ici succinctement.

Lorsque nous nous trouvons en présence d'un rhumatisant, nous commençons, avant tout, par remplir les indications, s'il y a lieu. Y a-t-il, par exemple, embarras gastrique ou intestinal, nous prescrivons un émétique, un éméto-cathartique ou un purgatif, suivant les cas. Y a-t-il céphalalgie intense, la figure est-elle rouge, les conjonctives sont-elles injectées, la fièvre est-elle véhémente, en un mot, y a-t-il complication phlegmasique, nous pratiquons une saignée et administrons ensuite le nitrate de potasse à la dose de 12, 15, 20, 25 grammes par jour. Il est rare que nous portions cette dose à 30 grammes. Cela ne nous arrive que dans les cas très-graves, et jamais nous ne l'avons portée à 60 grammes, comme Kœpler.

Sous l'influence de ce traitement, la fièvre ne tarde pas à tomber, les douleurs se calment, et en même temps les sueurs et les urines deviennent très-abondantes.

Nous avons l'habitude d'étendre le sel de nitre dans une grande quantité de véhicule, dans un litre et demi ou deux litres de tisane de chiendent, par exemple, qu'on administre tiède, le long de la journée, par demi-tasses à café. C'est le moyen d'éviter des accidents d'intoxication, comme cela arrive quelquefois lorsqu'on l'administre dans une petite quantité de véhicule.

Je ne cesse l'emploi de ce médicament que lorsque l'affection a complétement cédé.

L'efficacité de ce traitement est prompte et rapide.

La malade qui fait le sujet de la IV⁰ obs. guérit en moins de vingt-quatre heures, celle de la VIII⁰ obs. guérit en un septénaire, celle de la XII⁰ en trois ou quatre jours, et le sujet de la XVII⁰ en sept jours.

Terme moyen, la guérison par l'azotate de potasse à haute dose, lorsque le traitement est bien suivi, a lieu en douze ou quinze jours. C'est là assurément un beau résultat ; car, abandonnée à elle-même, la maladie ne se résout qu'au bout de deux ou trois mois, comme cela s'est vu chez le malade de la II⁰ obs. ; d'autres fois le mal passe à l'état chronique.

Le sel de nitre à haute dose n'est pas toujours toléré. Chez le malade qui fait le sujet de la VII⁰ obs., il provoqua constamment des vomissements. J'ai été obligé de le remplacer par de la poudre de digitale à la dose de 0,15 matin et soir, et par les pilules de Lartigue. Il paraissait y avoir ici complication de goutte.

L'azotate de potasse ne paraît pas réussir dans l'arthro-rhumatisme apyrétique, quoique les douleurs soient très-vives et très-intenses, comme semblent le prouver les malades des XIII⁰ et XIV⁰ obs. Chez la femme qui fait le sujet de la XIII⁰ obs., ce sont les bains tièdes généraux qui ont triomphé, comme par enchantement, de la maladie rebelle au sel de nitre.

Concurremment avec ce sel, nous prescrivons comme adjuvants un purgatif ou deux (l'émétique à dose rasorienne paraît très-utile à cause des abondantes évacuatious séreuses qu'il provoque), la digitale, l'application des cataplasmes émollients ou narcotiques sur les jointures affectées, ou bien des lotions fréquentes avec l'eau sédative de Raspail, des frictions avec des liniments opiacés, belladonés, ou mieux encore des onctions avec un liniment fortement chloroformé (parties égales de baume tranquille et de chloroforme), l'opium à l'iutérieur, des lavements émollients, et quelquefois l'application de larges vésicatoires sur les articulations les plus douloureuses. On pourrait ajouter avec avantage la compression sur les jointures engagées et leur élévation au-dessus du niveau du tronc.

Nous n'avons jamais eu recours ni à la teinture de colchique ni aux sudorifiques proprement dits, tels que le gaïac, la salsepareille, le sassafras, etc.

Le traitement que nous venons d'exposer nous a toujours réussi : aussi le préférons-nous à tous les autres, et cela pour plusieurs raisons. D'abord, parce qu'il est d'une efficacité incontestable, et ensuite parce qu'il est le plus simple, le plus économique et le plus facile à suivre, ce qui est d'une grande importance dans les campagnes.

Il est un autre traitement aussi facile et aussi économique, et peut-être d'une efficacité encore plus grande, que je recommande à l'attention de mes confrères : je veux parler du maillot sudatif suivi de lotions froides. Je l'ai essayé chez quatre sujets atteints d'arthro-rhumatisme aigu (obs. XX, XXI, XXII, XXIII), et le succès que j'en ai obtenu fut tel que désormais je n'aurai pas recours à d'autres moyens dans le traitement de cette maladie. La relation des histoires des malades traités par l'hydro-sudopathie en dira plus que tous les commentaires que je pourrais faire sur l'efficacité de cette méthode. Je conseille au lecteur de lire attentivement les observations en question.

Je ne saurais trop conseiller aux praticiens de recourir à une méthode si efficace et si économique; elle est applicable dans toutes les conditions de la vie, à la ville comme à la campagne, car partout on trouve des draps, des couvertures de laine et de l'eau froide. Les médecins ruraux surtout devraient l'utiliser dans leur pratique, et ils parviendraient de la sorte à résoudre un problème de la plus haute importance pour les paysans, à savoir, économie de temps et d'argent.

EMISSIONS SANGUINES. — Nous sommes très-avares de sang dans le rhumatisme articulaire aigu. Nous n'avons ouvert la veine que chez quatre sujets, et une fois seulement. Il est également très-rare que nous ayons recours aux applications de sangsues, à moins d'indications évidentes. Chez le malade de la VIIe obs., nous avons fait poser une première fois douze sangsues aux apophyses mastoïdes, et un nombre égal de ces annélides à l'anus une seconde fois. Il y avait chez le sujet complication de méningite. Peut-être aurions-nous bien fait de lui ouvrir la veine plusieurs fois.

La formule de M. Bouillaud des saignées coup sur coup est impraticable dans les campagnes, où le médecin ne voit qu'une fois ou deux ses malades, et le plus souvent à une époque déjà avancée de la maladie. Les malades d'ailleurs s'y opposeraient. Cette méthode, du reste, ne nous inspire aucune confiance, car nous sommes persuadé que le rhumatisme n'est pas une inflammation et que par conséquent les saignées ne font qu'abaisser les forces des malades sans user la maladie. La méthode des saignées même modérées, comme le pratiquent encore beaucoup de médecins, est désormais condamnée par l'expérience. Sydenham, après avoir employé les saignées avec libéralité, a commencé par se modérer, et enfin il y a renoncé complétement vers la fin de sa carrière. Stoll, qui les employait aussi quelquefois à l'instar de Sydenham, les avait aussi abandonnées. Il en fut de même de Cullen et des disciples de l'Ecole de Montpellier, de Sauvage entre autres, qui faisait jusqu'à trois saignées par jour.

De nos jours, M. Legroux et plusieurs autres praticiens, qui usaient de la saignée à très-haute dose et coup sur coup, y ont renoncé également après lui avoir reconnu le grave inconvénient de favoriser les récidives et les accidents cardiaques, et de prolonger la convalescence à cause de l'état anémique qui s'ensuivait habituellement.

MÉDICATION QUINIQUE ET NARCOTIQUE. — Le quinquina a été préconisé et employé contre le rhumatisme articulaire par Morton, Giannini, Hotherghill, Saunder, Scudamore, Jonhson et Haygarth. Ce dernier va jusqu'à dire qu'excepté le mercure dans la syphilis et le même quinquina dans les fièvres intermittentes, il y a peu de cas où un remède produise un soulagement si prompt et un rétablissement si parfait dans une maladie si formidable.

Le sulfate de quinine à haute dose a été employé pour la première fois par M. Briquet, qui en dit des merveilles. Ce médecin préconise le sel quinique à la dose de 2, 3, 4, 5 et même 6 grammes dans une potion de 180,0 à laquelle on ajoute quantité suffisante d'eau de Rabel pour dissoudre le sel. Il en fait prendre une cuillerée toutes les heures et s'arrête dès qu'il aperçoit les troubles du système nerveux.

M. Legroux le prescrit à dose moins élevée, 2 grammes dans les vingt-quatre heures. Quant à nous, nous n'avons jamais fait du sulfate de quinine la base du traitement de l'arthro-rhumatisme, à moins qu'il y eût des phénomènes d'intermittence, comme chez le malade de la IIe observation.

Le sel quinique a été administré par nous à trois sujets, concurremment avec d'autres médicaments. Son prix très-élevé le rend d'ailleurs impraticable dans la médecine rurale.

Quant aux opiacés, nous les employons habituellement en même temps que le sel de nitre, soit à l'intérieur soit en topique, sur les articulations malades, et cela particulièrement lorsque les douleurs sont très-vives et aiguës.

M. Requin a voulu faire des préparations opiacées la base du traitement de l'arthro-rhumatisme aigu. Il a donné en effet, pour principal médicament, l'extrait thébaïque en pilules de 5 centigrammes chaque, à prendre une le matin et l'autre le soir. Il n'a jamais administré plus de sept pilules dans les vingt-quatre heures.

La moyenne de la durée du traitement a été de onze jours et demi, et la durée totale de la maladie, à partir de l'invasion, de dix-sept jours et demi.

M. Lembert a essayé le premier l'hydrochlorate de morphine par la méthode endermique, mais ce fut sans succès.

L'exemple de M. Requin pourrait être imité dans les campagnes, mais nous ne l'avons pas fait.

MÉDICATIONS DIVERSES.

Nous ne ferons qu'énumérer les agents thérapeutiques prônés contre le rhumatisme articulaire aigu, lesquels ne peuvent être rangés dans aucun des groupes que nous avons établis. Ce sont les extraits de ciguë et d'aconit préconisés par Storck; le brome, l'iodure de potassium, le soufre, l'arsenic, le sous-carbonate de fer, l'extrait d'artichaut, l'essence de térébenthine, la décoction concentrée de *ballota lanata*, le jus de citron à la dose de 30,0 par jour, le bicarbonate de soude seul ou combiné avec l'acétate de soude à la dose de 16 à 47 grammes par jour, comme le fait le docteur Dikson, les bains alcalins, les bains de vapeurs, l'aimant, les ponctions cutanées employées avec succès par M. Jourdain, et enfin nous avons employé dans l'arthro-rhumatisme apyrétique, les affusions froides qui ont été couronnées d'un plein succès.

Les douches de vapeur aromatique, nous les avons employées sur notre personne pour un rhumatisme mono-articulaire aigu (hanche gauche), et la guérison fut instantanée.

TRAITEMENT DES COMPLICATIONS.

Lorsque le rhumatisme articulaire est compliqué d'embarras gastrique, nous avons recours à l'émétique ou à l'ipécacuanha. Le malade de la IXe obs. a été guéri rapidement par l'administration du tartre stibié.

S'il y a constipation, embarras intestinal, il faut administrer les purgatifs; c'est au calomel, à l'émétique, au lavage, à l'eau de Sedlitz ou à la limonade purgative que nous donnons la préférence dans ces cas. S'il y a complication de méningite, de pleurésie, de pneumonie, d'endocardite, pas n'est besoin de dire qu'il faut combattre ces maladies par les antiphlogistiques et particulièrement par les émissions sanguines.

J'ai donné des soins à un malade qui a été atteint simultanément de pneumonie et d'arthro-rhumatisme aigu. Un traitement antiphlogistique énergique amena rapidement la résolution simultanée des deux maladies.

Telles sont les complications qui peuvent se présenter dans le cours du rhumatisme articulaire aigu, et alors elles aggravent plus ou moins le pronostic.

Obs. I. — Jacques Gaucheron (de Vagay), 39 ans, faible de constitution et d'une santé délicate. Il a déjà été atteint deux fois de rhumatisme articulaire aigu. Tombé malade vers la moitié de mars 1851, il éprouva d'abord un malaise, une fatigue générale, et quelques jours après, plusieurs articulations devinrent douloureuses. Je fus appelé à lui donner des soins le 21 mars, lorsque la maladie était arrivée au septième ou au huitième jour. Le malade éprouve une céphalée légère, et les nuits sont sans sommeil. La langue est blanchâtre, pointue, rouge au bout, la bouche pâteuse, la soif modérée. Il m'assure que *ça lui saute dans le ventre*. Celui-ci cependant est souple, indolent; mais, depuis trois jours, il n'y a pas eu d'évacuations alvines. Les urines sont troubles et sédimenteuses. Depuis trois jours, plusieurs articulations sont le siége de vives douleurs. Ce sont les deux articulations scapulo-humérales, le poignet droit, toutes les articulations des doigts de la main du même côté, les deux hanches, les genoux, les cou-de-pied et les articulations des orteils du pied gauche. Les mouvements du cou sont douloureux, ainsi que ceux de la partie inférieure du rachis. Les articulations envahies ne sont ni rouges, ni tuméfiées, à l'exception du poignet de la main droite. Le pouls est dur, à 95°.

Calomel 0,7, gomme-gutte 0,1, à prendre en une seule fois, et, pour le lendemain et les jours suivants, tisane de chiendent nitrée (30,0 de sel de nitre pour un litre de tisane). En outre, fréquentes frictions à l'eau sédative de Raspail sur les articulations malades.

22 mars. Le calomel et la gomme-gutte ont provoqué des évacuations alvines nombreuses, et depuis, il y a toujours eu de la diarrhée. Le soir même du purgatif, le malade a éprouvé de l'amélioration; mais le lendemain, il y a eu recrudescence dans les douleurs, et aujourd'hui (24), celles-ci persistent, mais moins fortes qu'avant ma visite. Le bras gauche est engagé depuis ce matin : le coude, le poignet et les articulations des doigts sont douloureux et, par contre, la tuméfaction et la douleur qui existaient dans le bras droit, ont disparu.

25 mars. Aujourd'hui ce sont les malléoles et les orteils qui font le plus souffrir. Respiration gênée à cause d'un point de côté, situé à la partie latérale inférieure gauche du thorax. Le sommeil est troublé par des rêves pénibles, qui se prolongent pendant un quart d'heure à une demi-heure dans la veille. Gaucheron est alors comme égaré, et tous

ses membres sont brisés, courbaturés, sa figure est rouge et son corps en moiteur. Les urines sont acides, rares, peu copieuses et laissent tomber au fond du vase un dépôt abondant blanc, tirant légèrement sur le rose. La soif est un peu plus vive que les jours passés, le pouls est à 84; bref, les douleurs articulaires se sont considérablement amendées.

Tisane et lotions *ut suprà*.

Le 26, le poignet et l'épaule gauches sont tuméfiés, ainsi que les articulations des orteils du pied droit : celles du pied gauche sont également enflées, mais à un moindre degré ; le ventre est légèrement douloureux depuis hier soir. Une selle difficile ce matin, le pouls est toujours à 84 et la soif modérée.

Tisane *ut suprà* et, pour après-demain, 9 décigrammes de sulfate de quinine à prendre en trois fois, que l'on continuera les jours suivants.

A dater de ce jour, je n'ai pas revu mon malade. Je sais seulement qu'il a appelé un autre médecin, qui lui a prescrit une potion dont il ignore la nature.

15 juin. Le patient est venu me voir aujourd'hui dans mon cabinet. Il est guéri, si ce n'est qu'il souffre encore un peu dans l'épaule et le coude droits. Je lui conseille de continuer les frictions avec l'eau sédative et, si cela ne suffit pas, de poser des vésicatoires sur les parties douloureuses, et enfin, de prendre tous les soirs, en se couchant, 3 centigrammes d'extrait d'opium.

Chez le malade qui fait le sujet de cette observation, le rhumatisme était simple, dégagé de toute complication. L'appareil fébrile n'a point été en rapport avec le nombre des articulations envahies par le rhumatisme. La fièvre a toujours été très-modérée. La marche de cette affection a été fort irrégulière. Nous avons vu le rhumatisme abandonner les articles du membre supérieur pour se porter sur ceux du membre supérieur gauche.

Le sel de nitre à haute dose paraît avoir exercé une influence favorable sur la maladie. Je l'avais ensuite remplacé par le sulfate de quinine, et je regrette de n'avoir pu constater les effets de ce sel, par l'impatience du malade qui, ne se voyant pas délivré comme par enchantement de son rhumatisme, appela à son secours un autre médecin, qui adopta probablement une autre méthode, mais qui ne fut pas mieux suivie que la mienne, de sorte que c'est la nature qui se chargea d'achever la guérison, qui se fit longtemps attendre.

Obs. II.—La femme Jobineau (de Charentonnay), âgée de 60 ans, a été prise le 4 mars 1847 de frissons, de tremblements, suivis d'une éruption d'urticaire et d'une forte courbature, à la suite de veilles auprès de sa fille malade. Je fus mandé le 12 mars, huitième jour de la maladie. Voici dans quel état je la trouvai : les épaules, les coudes, les poignets, les articulations des doigts, les hanches, les genoux et les cou-de-pied sont légèrement tuméfiés et tellement douloureux que la patiente reste clouée immobile sur son lit. La plante des pieds est également douloureuse. Point de sommeil; l'éruption d'urticaire a maintenant presque entièrement disparu. On n'aperçoit plus que quelques plaques disséminées çà et là, qui sont le siége de vives démangeaisons. En outre, la langue est blanche, la bouche amère; il y a peu d'appétit depuis deux ou trois jours, soif nulle. Le ventre est dur et sensible à la pression. Les selles sont régulières, mais très-dures et rendues avec effort. Les urines sont rares et sédimenteuses, la miction est pénible et difficile; le pouls est à 80, mais la fièvre redouble tous les soirs vers sept heures, par des frissons suivis de chaleur et de moiteur. Maintenant elle est plus forte de deux jours l'un.

Tisane de chiendent fortement nitrée, et pour le lendemain 6 décigrammes de sulfate de quinine. Cette dose devra être répétée le lendemain. Je conseille en outre de prendre, matin et soir, une petite dose de poudre de digitale.

L'intermittence était ici évidente, et par conséquent l'administration du sulfate de quinine était la première indication qui se présentait à l'esprit.

Je suppose que la malade a été guérie promptement, car je n'en ai plus entendu parler. Cette observation est remarquable et par la périodicité bien marquée et par la disproportion des symptômes de réaction générale avec le nombre des articulations engagées, comme dans le cas précédent. Ce qui ferait croire que le nom de *fièvre rhumatismale* qu'on a donné au rhumatisme articulaire aigu est impropre.

Obs. III.—Farceau (Jean), âgé de 42 ans, d'une constitution faible et délicate, a été traité par moi, il y a deux ans, d'une pneumonie. Maintenant, le 25 décembre 1847, il s'enrhuma en allant à la messe de minuit. Il ne tint aucun compte de son rhume et continua de vaquer à ses affaires, tout en étant mal portant. Le 5 du mois de janvier suivant, il ressentit une douleur aiguë à la région sacrée, douleur qui s'irradiait à l'aine et à la cuisse gauches. Le genou du même côté ne tarda pas à être envahi. Quelques jours après le genou droit devint douloureux à son tour, ainsi que l'articulation tibio-tarsienne et les articulations du pied droit. Le poignet gauche et le coude droit sont également malades aujourd'hui (13 janvier 1848). Rien au cœur. La douleur augmente pendant la nuit. Il est à remarquer que toutes ces souffrances ont été précédées de coliques. La tête est libre, la langue blanche, l'appétit nul, le ventre douloureux, il y a constipation opiniâtre depuis huit jours. Insomnie, toux fréquente. Rien à l'auscultation ; pouls petit, faible, à 100 pulsations par minute.

Eau de Sedlitz ; tisane fortement nitrée ; frictions sur les parties douloureuses, avec un liniment opiacé ; six à huit gouttes de laudanum, à prendre tous les soirs dans un peu d'eau sucrée.

Je n'ai vu ce malade qu'une fois. Trois mois après, il est venu me voir chez moi. Il entrait à peine en convalescence. Il m'a appris qu'il endura pendant trois mois des souffrances atroces et devint d'une maigreur extrême. En effet, il est encore très-maigre aujourd'hui. Les douleurs se faisaient sentir particulièrement à la région sacrée et dans les membres inférieurs, et par-dessus tout aux talons. Le surlendemain de ma visite, les articulations du membre supérieur gauche furent envahies à leur tour. Ce malade n'a suivi aucun traitement rationnel, à l'exception des prescriptions que je lui ai faites lors de ma première et unique visite. Il guérit donc spontanément ; mais, comme on le voit, la guérison fut longue à s'opérer. Il est maintenant (22 mars) en convalescence et commence, depuis quelques jours seulement, à marcher un peu à l'aide de béquilles. Il est toujours sujet à la constipation et continue d'endurer quelques douleurs à la région sacrée et dans les membres pelviens.

Obs. IV.—La femme Bourdot (de Saucergues), est âgée de 32 ans ; son tempérament est sanguin et sa constitution robuste. Elle est mère de trois enfants. La nuit du 23 au 24 décembre 1847, elle fut prise de vives douleurs dans les membres. Depuis quelques jours déjà elle éprouvait un malaise inaccoutumé, et le matin, lorsqu'elle voulut se lever, elle ne le put, tant les coudes, les poignets, les genoux et les cou-de-pied étaient douloureux. Les articulations sont légèrement enflées, et quelques-unes d'entre elles offrent un peu de rougeur à la peau qui les recouvre. D'ailleurs, il n'y a point de céphalalgie ni de soif ; seulement, la bouche est un peu amère et pâteuse, le pouls est à 80.

Tisane de chiendent avec 12,0 de sel de nitre à prendre dans la journée, et le lendemain, à mon grand étonnement, je trouvai la malade déjeunant et parfaitement guérie. La douleur, la rougeur et le gonflement des articulations avaient disparu comme par enchantement. Il ne restait qu'un peu de faiblesse.

Je ne sache pas d'exemple d'un rhumatisme si promptement guéri, au point que je me pris à douter que ce fût véritablement à un rhumatisme articulaire que j'ai eu affaire. Si ce n'était pas un rhumamatisme, qu'était-ce donc? Il me paraît, après réflexion, très-difficile de révoquer en doute la nature rhumatismale de la maladie.

Quoi qu'il en soit, je ne pense pas qu'on doive attribuer la guérison aux 12 grammes de sel de nitre que le malade a pris. C'est sans contredit la nature qui a fait ici une si prompte justice du mal.

Obs. V.—Marguerite Ardoin est âgée de 14 ans; elle est d'une bonne santé habituelle et non encore réglée. Au commencement de novembre 1847, elle fut atteinte d'angine avec douleur dans les oreilles. Un gargarisme astringent, quelques pédiluves irritants jugèrent cette affection. La guérison à peine opérée, elle fut prise de céphalalgie; deux ou trois jours après, le genou droit se tuméfia légèrement et devint douloureux. Il y avait fièvre. La jambe est fléchie sur la cuisse. Quelques heures après, l'autre genou est envahi à son tour. La douleur augmente pendant la nuit. La soif est vive, la langue blanche; il y a anorexie, le ventre est douloureux, constipation opiniâtre, urines sédimenteuses, blanchâtres, tirant sur le roux; insomnie. La malade m'affirme qu'elle a eu quelques palpitations. Rien d'insolite à l'auscultation, pouls à 140.

20 novembre. Potion stibiée, frictions avec l'eau sédative de Raspail.

21. La potion stibiée a déterminé trois vomissements bilieux, ce qui n'empêcha pas le principe rhumatismal d'envahir successivement les articulations tibio-tarsiennes, les coudes, les doigts et les orteils. Dans la nuit qui vient de s'écouler, les épaules (la droite surtout) et les poignets deviennent douloureux. Toutes les articulations engagées sont légèrement enflées et rouges. Cependant le pouls est descendu à 120; constipation.

Lavement émollient, tisane de chiendent nitrée (20 grammes de sel dans les vingt-quatre heures), digitale 0,05, matin et soir.

23. Une selle hier et une autre aujourd'hui. Les articulations que nous avons énumérées sont moins douloureuses depuis ce matin. La hanche gauche est le siége d'une vive douleur. Il en est de même de l'oreille droite. Les mouvements du cou sont douloureux.

Traitement *ut supra;* de plus, liniment opiacé.

Le 27, la jeune malade va beaucoup mieux; elle a eu un peu de sommeil la nuit dernière. Le liniment narcotique a calmé immédiatement la douleur. Les garde-robes n'ont lieu que tous les deux jours; les matières sont très-dures, moulées ; les urines sont claires, limpides et de couleur orangée. Ces jours passés, elles étaient sédimenteuses et très-rouges. Le pouls est très-lent, il est descendu à 48. Néanmoins la soif persiste, ainsi que l'anorexie ; la langue est toujours jaune.

Même traitement.

Le 30, on vint m'annoncer que la malade était en convalescence.

Cette jeune fille avait des palpitations ; je craignais une affectiou du cœur, mais il n'en était rien, Dieu merci.

Obs. VI. — Cyprien L... (d'Herry), âgé de 49 ans, d'un tempérament sanguin, d'une forte constitution, tomba malade en s'exposant à un courant d'air, son corps étant en sueur. Il a déjà été atteint plusieurs fois d'arthro-rhumatisme aigu.

Je fus mandé auprès de lui le 5 juin 1848, troisième jour de la maladie. Le malade est continuellement assoupi et en proie à des rêvasseries continuelles. Il y a de la céphalalgie et de la fièvre. Les articulations de l'épaule et du coude du côté droit sont douloureuses. Les articulations métacarpo-phalangiennes de la main droite sont également entreprises. La hanche, le genou, les articulations tibio-tarsiennes et des orteils du côté droit sont pris aussi. Il en est de même des articulations du membre pelvien gauche ; en sorte qu'il n'y a que le membre supérieur gauche qui soit libre. L'épigastre est le siége d'une vive douleur qui le traverse de part en part, et correspond au dos, descend le long du rachis, et envahit le sacrum. Les articulations engagées ne sont ni rouges ni tuméfiées ; la langue est blanche, la bouche sèche et amère, la gorge douloureuse, la soif vive ; il y a des nausées et des efforts de vomissement sans résultat aucun. Le ventre est sensible, les évacuations alvines sont régulières, les urines claires, la peau est sèche et brûlante, le pouls faible à 120.

La nuit qui vient de s'écouler, le malade a voulu se lever et il est tombé sur le carreau sans connaissance.

Eau de Sedlitz, tisane de chiendent fortement nitrée, limonade gazeuse, frictions avec l'eau sédative de Raspail.

6 juin. L'eau de Sedlitz a décidé cinq ou six évacuations par le bas. La limonade n'a pas arrêté les vomissements, et la maladie a empiré. Ce matin, vers quatre heures, frissons, tremblements qui durèrent pendant une heure environ et furent suivis de chaleur et aussi de sueur. Pendant la période de chaleur il se déclara du délire. Le patient reconnaît difficilement les personnes qui l'entourent et il répond d'une manière incohérente aux questions que je lui adresse ; à chaque instant il se plaint de ses maux de tête et de ses douleurs articulaires ; il est dans une grande agitation ; la respiration est plaintive, le ventre tendu,

les pupilles sont dilatées et ne fixent pas les objets. Les muscles des bras semblent un peu contractés, les lèvres sont continuellement agitées de mouvements convulsifs; le malade cherche à se lever sur son séant; le pouls est plus développé qu'hier et bat toujours 120 fois par minute.

Douze sangsues aux apophyses mastoïdes, lavement purgatif au sel commun, pédiluve irritant, 1 gramme de calomel. Compresses d'eau sédative sur la tête.

7. Le délire est moindre et le malade répond mieux à mes questions, mais l'état général est toujours alarmant.

Douze sangsues à l'anus, sinapismes aux mollets, émétique en lavage.

Le malade succomba dans le coma le lendemain matin.

Il est évident pour moi que ce sujet a été emporté par une méningite. A-t-elle été le résultat d'une métastase ou d'une extension du rhumatisme? Je l'ignore. Toujours est-il que la céphalalgie intense accompagnée d'agitation, de délire continu, l'insomnie, la contraction des muscles des bras et peut-être aussi des membres pelviens, les mouvements convulsifs des lèvres, la dilatation des pupilles, la fièvre intense, et enfin les efforts de vomissement, sont bien les symptômes de la méningite, ce me semble. A ce titre, cette observation est intéressante, car elle nous prouve que le rhumatisme peut quelquefois envahir les enveloppes du cerveau.

Quant au traitement, je me reproche de ne pas l'avoir mené avec assez d'énergie. Peut-être aux prescriptions indiquées plus haut, aurais-je dû ajouter l'ouverture de la veine. Ça a été là ma première pensée, mais les parents s'y sont opposés, et je regrette toujours de n'avoir pas insisté, de ne pas avoir passé outre, malgré cette opposition, comme je l'ai fait dans maintes circonstances.

Les bains généraux prolongés avec une éponge imbibée d'eau froide sur la tête, ou mieux encore les irrigations froides continues, auraient-elles pu également avoir des conséquences heureuses?

Avant de terminer, qu'il me soit permis d'ajouter qu'à l'époque de cette observation, c'est-à-dire en 1848, le rhumatisme cérébral n'était pas généralement admis.

Obs. VII. — M. M..., agriculteur, habite Feularde, près l'usine de Tarteron, depuis dix-huit mois, et depuis lors il a toujours été indis-

posé. Il a eu les fièvres intermittentes qui récidivèrent plusieurs fois.
Il n'y a pas plus de huit jours qu'a eu lieu le dernier accès.

Ce malade est âgé de 28 ans ; il est d'un tempérament sanguin, d'une
constitution forte et replète ; il se nourrit de substances azotées. Il a
couché longtemps dans une chambre humide, et c'est là sans doute
qu'il a contracté son rhumatisme. Je fus appelé à lui donner des soins
le 28 novembre 1847.

Il y a huit jours, il ressentit de la douleur le long de la partie postérieure de la cuisse et à la partie inférieure du dos. Quelques jours après,
le 25 novembre, il fut pris d'une douleur très-aiguë au gros orteil gauche. Cette douleur se prolongea au mollet et au genou du même côté.
Cette articulation est maintenant tuméfiée et rouge ; il en est de même
du cou-de-pied. Le genou et le cou-de-pied gauches sont également douloureux, mais ils ne sont plus enflés. La douleur est extrêmement violente, au point de lui arracher des cris. Elle augmente d'intensité pendant la nuit et l'empêche de dormir. La langue est jaune, sale ;
anorexie, selles régulières, pouls à 92.

Tisane de chiendent fortement nitrée ; pilules de Lartigues ; frictions
avec liniment opiacé sur les parties douloureuses.

Le 1er décembre, le genou droit est bien plus enflé que lors de ma
première visite. Les deux hanches sont prises également, mais les douleurs sont moins violentes.

Le malade n'a pu tolérer la tisane nitrée, elle provoquait toujours
des vomissements. Les pilules de Lartigues ont décidé des évacuations
alvines nombreuses. Le liniment a calmé la douleur qui est aujourd'hui
moins forte ; la langue est blanche, la bouche sèche, la soif vive ; l'u-
rine est rouge et sédimenteuse ; insomnie ; pouls à 100.

Continuer les frictions avec le liniment opiacé ; 15 centigrammes de
poudre de digitale matin et soir ; 2 pilules de Lartigues pour demain
matin ; tisane moins nitrée.

Le 4, le malade va beaucoup mieux. Je l'ai trouvé levé au coin du
feu. Il commence à avoir un peu d'appétit ; hier il a mangé avec plaisir
deux œufs mollets. Les articulations entreprises ont beaucoup désenflé ;
les genoux et les cous-de-pied sont toujours assez douloureux ; le bas-
ventre et les parties supérieures et internes des cuisses sont également
le siége de légères douleurs ; les articulations des doigts des deux mains
sont comme engourdies. Hier, épistaxis assez abondante ; les urines
sont très-copieuses, de couleur normale.

Même traitement.

Quelques jours après, à la suite d'un voyage, ce malade éprouva une
rechute, mais moins forte que la première, et il alla à Vichy pour achever
de se guérir.

Après neuf jours de maladie et six jours de traitement, nous avons vu ce malade entrer en convalescence. Faut-il attribuer cette rapide guérison aux moyens thérapeutiques que nous avons employés? Nous sommes porté à le croire. Nous avons prescrit ici les pilules de Lartigues, soupçonnant fort un rhumatisme goutteux. En effet, le mal a débuté par une douleur intense au gros orteil du pied gauche, à l'instar de la goutte. Le tempérament, la constitution, le régime et le genre de vie du malade se prêtent à une telle supposition. Quoi qu'il en soit, le traitement adopté en vue de ces considérations a été couronné d'un plein succès.

Nous avons vu que l'amélioration a coïncidé ici avec un flux abondant d'urine. Faut-il regarder cette circonstance comme un phénomène critique? Les auteurs citent plusieurs exemples de guérison critique de rhumatisme articulaire aigu. M. Chomel a vu, au déclin d'un rhumatisme aigu, reparaître une sueur des pieds habituelle, dont la suppression avait eu lieu vers le début de la maladie. Baillou a vu l'épistaxis, et Plisson un écoulement de sérosité par la pituitaire, et Mauduyt une salivation abondante terminer l'arthro-rhumatisme aigu. Hoffmann cite l'ouverture d'ulcères spontanés au pied, et Morton des éruptions aphtheuses dont l'apparition a coïncidé avec la cessation du rhumatisme. D'autres fois, la guérison a été annoncée par des sueurs générales, des évacuations alvines, ou bien par une excrétion d'urine trouble et sédimenteuse. C'est le cas de notre malade ; seulement, chez lui l'urine, au lieu d'être trouble et sédimenteuse, était claire et de couleur normale, mais elle n'a revêtu ce caractère qu'après être devenue abondante; car auparavant, c'est-à-dire lorsqu'elle était rare et peu copieuse, elle était rouge et laissait tomber un abondant dépôt au fond du vase.

Obs. VIII. — Une femme de 42 ans, d'un tempérament nerveux et d'une constitution sèche, est atteinte, pour la troisième fois, d'arthro-rhumatisme aigu. La première fois, ce fut en 1836. Le mal était localisé aux genoux et aux hanches. La seconde fois, ce fut en 1840. La maladie était alors générale; toutes les articulations étaient prises, sans même en excepter celles des vertèbres. La guérison se fit longtemps attendre (trois mois).

Aujourd'hui, 18 juin 1850, la maladie reparaît pour la troisième fois. La malade était souffrante depuis dix à douze jours, lorsque avant-hier elle éprouva une vive douleur dans les genoux, les hanches et les muscles de la cuisse. Le genou gauche seul est un peu enflé. Les douleurs augmentent pendant la nuit et clouent la malade immobile sur son lit.

Cette femme est régulièrement menstruée, mais peu abondamment ; elle l'a été il y a huit jours, lorsqu'elle était déjà souffrante. La tête est légèrement douloureuse, la bouche est sèche et pâteuse, la soif vive, les urines sont rouges et non sédimenteuses. Une selle hier ; agitation, insomnie, rêvasseries pénibles ; pouls à 112.

Sel de Sedlitz, 45,0 ; tisane de chiendent avec 20,0 de sel de nitre ; cataplasmes narcotiques autour des genoux.

Le 22, nouvelle dose de sel de Sedlitz et de sel de nitre.

Le 25, la malade va mieux ; la douleur a considérablement diminué et les genoux ont désenflé.

Continuer la tisane nitrée.

Le 28, l'amélioration se maintient.

Calomel et gomme-gutte ; tisane nitrée avec 30 grammes de nitre.

Je n'avais plus entendu parler de cette malade, lorsque le 25 juillet j'eus occasion de la voir. Elle accuse toujours une légère douleur dans les articulations, ce qui ne l'empêche pas de vaquer à ses occupations. Je lui prescrivis des frictions avec l'eau sédative de Raspail, et elle ne tarda pas à guérir complétement.

Comme on le voit d'après cette observation, le rhumatisme articulaire aigu a une grande tendance à récidiver. La première fois, il était partiel ; la seconde, générale, et la troisième il s'est borné aux genoux et aux hanches, comme la première fois ; mais il est probable que si on l'avait abandonné à lui-même, il se serait étendu à d'autres articulations. C'est ce qui est arrivé en 1840, où le rhumatisme a été mollement combattu par quelques applications de sangsues et quelques purgatifs. Par le sel de nitre à hautes doses, la convalescence s'est établie cette fois au bout de sept à huit jours. Cette circonstance mérite d'être notée ; elle prouve que le rhumatisme articulaire aigu, abandonné aux efforts de la nature ou mal traité, a une grande tendance à se prolonger, et que la guérison met plus ou moins longtemps, mais toujours un temps considérable, à s'opérer. Le sujet de cette observation en est un exemple. Nous avons déjà cité un autre rhumatisant (obs. III), dont la guérison spontanée se fit au bout de trois mois. Ce n'est pas tout. Le rhumatisme articulaire aigu, lorsqu'on le néglige, peut passer à l'état chronique et persister alors indéfiniment. Tous les auteurs en ont cité des exemples. Cela nous prouve que le traitement a besoin d'être appliqué sans retard, mais appliqué d'une manière rationnelle et opportune tout à la fois, si l'on veut qu'il soit utile et qu'il produise de bons et salutaires effets. Se hâter de combattre le mal a toujours été un excellent principe de thérapeutique. Ce principe est vrai, surtout pour le rhumatisme dont les conséquences peuvent être si graves.

> Principiis obsta; sero medicina paratur,
> Cum mala per longas invaluere moras.

C'est un axiome qui devrait être sans cesse présent à l'esprit des malades, des malades des campagnes particulièrement, qui appellent toujours trop tard les secours de l'art; ou bien, ce qui est cent fois pis, suivent les conseils absurdes des commères, des sœurs de charité, des charlatans de toute sorte.

Obs. IX. — Un cantonnier âgé de 57 ans, d'une forte constitution, d'une bonne santé habituelle, a été atteint, il y a deux ans, d'une parotide qui s'est abcédée et a suppuré pendant trois ou quatre mois. Maintenant, après s'être exposé, par suite de ses occupations, à avoir chaud et froid, il est souffrant, et depuis trois jours, c'est-à-dire depuis le 10 décembre 1850, il accuse des douleurs dans plusieurs articulations. Aujourd'hui 13, les genoux sont rhumatisés et tuméfiés. Les épaules, les hanches, les cou-de-pied, les orteils et le poignet droit sont douloureux, mais non enflés. Les reins lui font mal, et la partie supérieure du sternum, là où il s'articule avec les clavicules, est le siége d'une douleur très-aiguë qui gêne beaucoup la respiration. Les douleurs augmentent dans la nuit, la langue est blanche, pointue, la bouche pâteuse, la soif nulle; anorexie, ventre souple, indolent, quelques nausées, constipation; la tête est libre, le pouls est petit, faible, à 80, et nullement fébrile.

Potion stibiée; digitale pulvérisée, 0,3 par jour; frictions avec l'eau sédative.

21. Je n'avais plus entendu parler de ce malade, lorsque aujourd'hui on est venu m'annoncer qu'il va beaucoup mieux, que l'amélioration s'est établie à la suite de vomissements et de selles de nature bilieuse provoqués par l'émétique. Il souffre encore un peu au genou et au cou-de-pied gauches. Ces articles sont légèrement enflés. Un vésicatoire appliqué *loco dolenti* délivra promptement le malade de ses douleurs restantes; et quelques jours après je l'ai rencontré sur la grande route, vaquant à ses travaux de cantonnier.

Cette observation est remarquable à plus d'un titre. L'absence de la fièvre dans un rhumatisme articulaire aigu, envahissant un grand nombre d'articulations, avec tuméfaction des genoux et douleurs vives et intenses, est un fait assez extraordinaire qui ne se présente pas souvent à l'observation et mérite de fixer l'attention. Elle offre, en outre, un autre intérêt : je veux parler de la complication bilieuse ou saburrale. Nous avions donc affaire ici à un embarras gastrique, qui présentait des indications thérapeutiques précises. C'est pourquoi nous n'avons pas eu recours à notre médication habituelle. Le résultat a prouvé que nous avions raison d'adopter la méthode évacuante. L'amélioration chez notre malade a commencé après les évacuations par le haut et par le bas, et la guérison ne tarda pas à s'effectuer. La complication de l'état bilieux est assez rare, je crois, dans le rhumatisme articulaire aigu ; je ne l'ai observée qu'une seule fois, c'est chez le malade qui fait le sujet de cette observation. J'ai consulté le peu d'auteurs dont je dispose, pour savoir si elle n'avait pas déjà été signalée. J. Franck parle dans sa *Pathologie interne* de la complication gastrique : « Lorsqu'il existe, dit-il, des symptômes gastriques bien tranchés et qu'il n'y a point de contre-indications, il faut solliciter le vomissement à l'aide de l'émétique. » Mais Franck ne cite aucune observation à l'appui. J'ai trouvé dans la *Médecine pratique* de Stoll deux cas de rhumatisme articulaire aigu, compliqués de l'état bilieux.

Obs. X. — Augustin D..., cabaretier à Couy, 50 ans, santé délicate, fut pris, vers la fin du mois de mars 1852, de frissons avec tremblement, d'un point de côté à droite, de toux avec crachats sanguinolents, et en même temps de douleurs articulaires dans les genoux, les cou-de-pied, les coudes et les poignets.

A l'aide de l'auscultation, on apercevait à la partie postérieure et inférieure du poumon droit du râle crépitant fin et sec ; les articulations envahies étaient légèrement tuméfiées et rouges.

Il y avait évidemment chez ce sujet pneumonie et rhumatisme articulaire aigu.

La pneumonie ne franchit pas le premier degré, grâce au traitement énergique mis en usage au début de la double maladie.

Deux saignées, l'émétique à dose rasorienne, une application de sangsues aux genoux, le nitrate de potasse à haute dose dans une tisane de chiendent, un large vésicatoire au dos, à droite, triomphèrent promptement des deux maladies qui disparurent en même temps. Les douleurs articulaires abandonnèrent d'abord les genoux, puis les articulations tibio-tarsiennes et enfin celles des membres inférieurs.

Quelques mois auparavant, ce malade avait déjà été atteint d'une pneumonie à la partie antérieure et supérieure du poumon droit. La maladie fut extrêmement grave, et la guérison s'opéra à la suite de sueurs abondantes évidemment critiques.

Obs. XI. — J'ai donné des soins à la femme d'un boulanger de Sancergues (Cher), madame Pic, atteinte d'un rhumatisme articulaire apyrétique. Elle était âgée de 31 ans, d'une bonne santé habituelle. Elle avait sevré son enfant depuis six semaines, et c'est à cette circonstance qu'elle attribue la cause de sa maladie. Depuis, ses règles ont paru. Quelque temps après, madame Pic éprouva des maux de tête qui disparurent à l'apparition des douleurs articulaires, pour lesquelles elle me fit mander le 17 juillet 1847, huitième jour de la maladie. Toutes les articulations des membres sont rhumatisées, excepté les hanches. La douleur est très-vive et lui interdit toute espèce de mouvement; mais, il n'y a ni gonflement, ni changement de couleur à la peau. Les articulations malades ont été envahies en deux jours. Ce furent d'abord celles des membres inférieurs, et le lendemain celles des membres supérieurs. Le pouls est à 74, la langue est normale, la soif nulle, les selles sont régulières; il n'y a point d'appétit.

Frictions avec l'eau sédative de Raspail, tisane de chiendent nitrée.

L'eau sédative calma les douleurs d'abord, mais par la suite elle demeura sans effet. Quant au sel de nitre, il ne procura aucun soulagement immédiat; aussi après quelques jours de traitement, elle cessa, et les douleurs persistèrent pendant deux mois et demi. Je lui conseillai alors des bains généraux. Dès le premier jour elle éprouva un grand soulagement; elle en prit encore trois ou quatre de deux jours en deux jours et les douleurs cessèrent.

Chez la malade qui fait le sujet de cette observation, il n'y avait point de symptômes de réaction malgré le grand nombre d'articulations envahies par le rhumatisme et les douleurs aiguës qui s'y faisaient sentir, et c'est peut-être à cette circonstance qu'il faut attribuer l'insuccès du nitrate de potasse à haute dose, qui nous réussit généralement si bien dans l'arthro-rhumatisme avec fièvre. Ce furent les bains généraux qui semblèrent triompher ici de la maladie. Il est probable que les douleurs n'auraient pas duré aussi longtemps si la malade m'eût consulté une seconde fois; mais ayant vu échouer le premier traitement que je lui ai prescrit, elle s'en tint là (tel est, hélas! l'usage dans les campagnes), et ce n'est que par hasard que, deux mois après, sachant que l'affection persistait encore, je lui prescrivis les bains généraux qui la guérirent cependant. Si les bains eussent été sans effet, je lui aurais fait poser plusieurs vésicatoires volants autour des articulations malades, et il est probable que ces révulsifs auraient également triomphé de la maladie.

Obs. XII. — Jeanne Levraud (de Saint-Martin-des-Champs) me fit appeler le 7 mars 1851. Elle est âgée de 41 ans, mère de trois enfants, d'un tempérament nerveux et d'une constitution sèche. Il y a neuf jours, elle fut prise de picotements incommodes dans les fesses qui sont le siége de plaques rouges, de forme oblongue, élevées au-dessus de la peau de 2 centimètres environ de longueur sur 1 centimètre de largeur. Entre ces plaques ortiées, on remarque une multitude de petits boutons, gros comme un grain de millet, isolés ou réunis par groupes. Ces boutons s'observent aussi aux cuisses; ils sont la cause d'une vive démangeaison. Trois ou quatre jours après l'apparition de cette éruption cutanée, les genoux s'enflèrent et devinrent douloureux. Quelques jours après, les pieds enflèrent à leur tour, le dos du pied particulièrement. Les coudes, les poignets et les doigts sont également douloureux. Le dos de la main droite est tuméfié. Toutes ces articulations sont roides, et toute espèce de mouvement leur est interdit.

Depuis le début de la maladie, cette femme éprouve, en outre, des frissons dans le dos. Il y a de la céphalalgie; bouche amère, soif nulle, inappétence, épigastre douloureux; les douleurs augmentent après le repas, et s'irradient jusqu'au cou. Selles rares; pouls à 76.

Eau *impériale;* 10 grammes de sel de nitre par jour dans la tisane de chiendent.

La malade suivit ce traitement pendant trois jours seulement, et puis elle ne fit plus rien. La guérison se fit avec lenteur.

Nous n'avons enregistré ici cette observation très-incomplète que pour avoir l'occasion de mentionner cette circonstance qu'ici, comme dans l'observation II, l'affection rhumatismale a été précédée d'urticaire.

Nous avons prescrit à cette malade l'*eau impériale ;* c'est un purgatif inconnu en France et dont on fait un grand usage en Piémont, ainsi que je m'en suis assuré pendant un voyage que je fis au delà des monts. L'eau impériale se prépare en faisant infuser dans 400,0 d'eau bouillante 2 grammes d'écorce de citron; on ajoute à l'infusion 8 grammes de crème de tartre et 5 centigrammes d'émétique. On édulcore. C'est une excellente préparation.

Obs. XIII. — Le 10 juill. 1850, je fus mandé pour une petite fille de 6 ans, atteinte de rhumatisme articulaire aigu. Elle est malade depuis cinq jours ; mais déjà quelque temps auparavant, elle avait eu les fièvres d'accès qui se dissipèrent spontanément au bout de huit jours, et fut frappée de rhumatisme à la suite d'une *sueur rentrée* suivant l'expression des parents. Cette enfant accuse des douleurs véhémentes dans les genoux, les articulations tibio-tarsiennes et les poignets. Les douleurs sont telles qu'au moindre mouvement la petite malade pousse des cris aigus. C'est la nuit que les douleurs sont le plus intenses. Pendant le jour il y a un peu plus de calme. C'est pendant la nuit aussi que la fièvre redouble ; la peau est alors brûlante, et parfois elle se couvre de sueur dont l'odeur est nauséabonde. Les articulations envahies ne sont ni rouges ni tuméfiées. Il y a anorexie ; les selles sont régulières ; la figure est pâle et exprime la souffrance.

Quatre prises de calomel à prendre de deux jours l'un ; tisane de chiendent fortement nitrée.

La malade ne tarda pas à guérir.

Cette observation est remarquable par l'âge peu avancé de la malade qui en fait le sujet ; car on sait qu'il est très-rare d'observer le rhumatisme sur l'enfance, au point que plusieurs auteurs nient son existence à cette période de la vie. D'après M. Lebreton (thèse inaugurale, 1815), les douleurs de l'enfance ne seraient point du tout rhumatismales, mais des douleurs sympathiques qui offrent avec les douleurs rhumatismales la plus grande analogie, et qui se guérissent par l'expulsion des vers intestinaux ; cependant notre petite malade était évidemment atteinte de rhumatisme articulaire aigu. « Mais cette opinion, dit M. Lebreton, nous fit adopter le traitement par le calomel, joint à celui par le sel de nitre à haute dose. »

M. Bouillaud cite également dans son *Traité clinique* une fille de 3 ans qui fut atteinte d'arthro-rhumatisme aigu. D'autres auteurs en ont cité des cas au-dessous de 5 ans. M. Theillard (thèse, 1833) va jusqu'à prétendre que le rhumatisme articulaire aigu se montre assez fréquemment chez les nouveau-nés.

Nous avouons que cela nous semble trop fort.

Quoi qu'il en soit, dans la crainte de nous être trompé de diagnostic, et que ce fût à une affection vermineuse que nous eussions affaire, nous avons combiné ici le calomel au sel de nitre.

Obs. XIV. — Le 10 avril 1853, je fus appelé à donner mes soins à Charles S... (de Feux), âgé de 56 ans, d'un tempérament sanguin et d'une forte constitution, qui était malade depuis trois jours.

La maladie a débuté ici par des frissons, et le lendemain il se déclara de la douleur dans l'épaule et le genou gauches : le surlendemain, le cou-de-pied du même côté s'engagea à son tour. Les articulations envahies sont tuméfiées et rouges. Depuis ce matin, le poignet gauche est aussi un peu douloureux. Il en est de même du muscle deltoïde.

Le côté droit est entièrement libre. En outre, céphalée frontale légère ; bouche amère, haleine fétide. Le malade prétend avoir de l'appétit ; il y a de la constipation ; les urines sont rouges et sédimenteuses ; le pouls est à 90.

Potion stibiée à prendre par cuillerées ; tisane de chiendent fortement nitrée ; cataplasmes laudanisés sur les articulations malades.

16. La potion a décidé des vomissements et plusieurs selles, et le lendemain les douleurs avaient perdu de leur intensité. Malheureusement, ce calme ne persista pas. Quarante-huit après, les douleurs reparurent aussi fortes qu'auparavant dans le genou et le cou-de-pied gauche ; il y a du délire, la nuit particulièrement, et cependant la céphalée a disparu. La figure est rouge, l'appétit nul, la soif vive par moments ; la constipation est opiniâtre, les urines déposent abondamment de l'acide urique ; le pouls est à 86.

Eau de Sedlitz pour ce matin ; continuer la potion nitrée ; potion calmante le soir ; large vésicatoire au genou.

19. Même état, même traitement.

30. Le rhumatisme s'est concentré dans le genou gauche qui est très-enflé ; le gonflement s'étend à la cuisse et à la jambe ; il n'y a plus de fièvre, mais l'anorexie et la constipation persistent.

Tenir le ventre libre par quelques prises de calomel et des lavements ; nouvelle application du vésicatoire.

Dès ce jour je cessai de voir le malade et n'eus occasion de le revoir qu'au mois d'octobre suivant. Il m'apprit que le rhumatisme ne disparut qu'au bout de vingt à vingt-cinq jours après ma dernière visite ; mais il lui laissa une fausse ankylose du genou gauche.

Le côté remarquable de cette observation, c'est la fausse ankylose du genou gauche qui s'ensuivit. Je conseillai à ce malade et lui appris à se faire pratiquer des mouvements passifs de plus en plus étendus sur l'articulation ankylosée. J'ignore ce qu'il est devenu, car je n'ai plus entendu parler de lui.

Une autre particularité digne de remarque, c'est que le rhumatisme n'envahit que le côté gauche.

Obs. XV. — Madame L... (de Sancergues), âgée de 35 ans, de tempérament nerveux et délicate de constitution, bien réglée, fut prise, le 27 janvier 1854, de frissons dans tous les membres, de lassitude générale, et enfin de fièvre; la nuit fut sans sommeil; le lendemain il se déclara une angine qui se dissipa spontanément au bout de vingt-quatre heures; mais elle fût suivie, le 29 janvier, d'une douleur dans l'articulation tibio-tarsienne droite. La plante du pied est également douloureuse.

Le 31, les deux hanches et les deux épaules s'engagent à leur tour, et enfin le coude gauche, les deux genoux et le poignet gauche se prirent successivement. La région lombaire est également envahie par le rhumatisme; il y a lumbago intense. Le genou, le coude et le poignet gauche sont légèrement tuméfiés et rouges; il y a de la fièvre; le pouls est faible, à 100. La langue est couverte d'un enduit jaune épais, la bouche pâteuse, la soif vive, l'appétit nul; il y a constipation depuis le début de la maladie; les urines sont rouges, sédimenteuses et fréquentes, mais peu abondantes; céphalée nulle.

Tisane de chiendent avec 20,0 de sel de nitre; une pilule de 0,03 d'extrait d'opium, à prendre tous les soirs.

3 février. Les articulations des doigts de la main droite ont été envahies la nuit dernière, et ce matin elles sont enflées et rouges; mais les autres articulations vont mieux. (Emétique en lavage.)

4. L'émétique a provoqué quatre vomissements bilieux et quinze à vingt évacuations alvines. Cependant les articulations de la main droite se sont prises à leur tour depuis ce matin. Pouls toujours à 100; l'urine dépose fortement et le dépôt s'attache aux parois du vase.

Continuer la tisane nitrée et les pilules d'opium.

5. La main droite, qui s'est prise la dernière, va mieux. Les autres articulations sont toujours entreprises, et quelques-unes d'entre elles, celles du poignet gauche. des cou-de-pied, etc., sont rouges et enflées.

La langue est toujours sale, la constipation persiste; il y a du dégoût pour les aliments; la soif est moindre et le pouls est descendu à 80; il est plus développé.

Hier matin les règles ont paru.

Continuer la tisane nitrée; un lavement salé tous les jours; oindre les articulations rhumatisées avec un liniment de baume tranquille et de chloroforme, parties égales.

8. La convalescence est franchement établie depuis hier matin. Les articulations sont entièrement libres, et le pouls est tombé à 60. La patiente m'assure que les lavements salés l'ont beaucoup soulagée, et que le liniment au chloroforme a calmé instantanément ses douleurs.

Nous avons ici un exemple d'arthro-rhumatisme aigu général qui semblait vouloir durer longtemps, et cependant, sous l'influence du sel de nitre à haute dose, une semaine de traitement suffit pour le dissiper complétement. Le liniment au chloroforme paraît avoir contribué pour quelque chose à cette prompte guérison ; car la convalescence s'établit dès le lendemain de son emploi, c'est-à-dire dès que la douleur fut dissipée. Cet agent anesthésique est appelé, ce me semble, à exercer une grande influence sur les affections *douloureuses*. Son action, puissamment sédative sur l'élément *douleur*, est immense. Or l'anéantissement de la douleur dans certaines maladies, comme les névralgies par exemple, c'est la guérison.

Quoique dans le rhumatisme articulaire aigu, l'élement *douleur* ne soit pas toute la maladie, on conçoit cependant qu'on puisse en effectuer plus promptement la guérison, si l'on parvient à la calmer et à l'anéantir ; car il est certain que la douleur excite les symptômes réactionnels ; que ceux-ci sont souvent en raison inverse de l'intensité de celle-là, au point que si l'on fait taire la douleur, l'organisme ne tardera pas à rentrer dans son type régulier.

. Obs. XVI. — La C... (Pierre) (de Sancergues), âgé de 21 ans, d'un tempérament sanguin et d'une bonne constitution, fut pris, le 1er septembre 1853, de frissons, de céphalalgie et de douleurs dans les épaules, les coudes, les poignets et les articulations de l'annulaire de chaque main.

Dans la soirée du 5, la partie postérieure de la cuisse droite le long du nerf sciatique, ainsi que le genou et le cou-de-pied droits et tous les orteils du pied du même côté, devinrent à leur tour douloureux.

Dans la nuit du 5 au 7, les articulations de l'autre membre pelvien se prirent également.

Les membres supérieurs sont aussi engagés, mais moins fortement que les inférieurs, et plus à droite qu'à gauche. En outre, céphalalgie, bouche amère, anorexie, soif modérée, selles régulières, urines claires, pouls à 90.

Je commençai par administrer à ce malade l'émétique en lavage, qui provoqua deux vomissements bilieux et cinq garde-robes. Je lui prescrivis ensuite la tisane de feuilles de frêne avec 12,0 de sel de nitre.

11. L'épaule, le coude, le poignet, les articles du pouce et du petit doigt et la hanche du côté gauche sont très-douloureux depuis cette nuit ; la douleur a diminué dans le membre droit. Hier, c'était l'inverse qui avait lieu, c'est-à-dire que c'était le côté droit qui était le plus douloureux. Il y a donc eu échange. Les poignets et les coudes sont enflés. Le pouls est à 108 ; les urines sont rouges et sédimenteuses ; soif vive.

Même tisane et de plus une potion calmante le soir.

15. Les douleurs articulaires ont un peu diminué ; mais depuis ce matin il est survenu une douleur à la partie postérieure du cou. Depuis trois jours, épistaxis abondants, qui se renouvellent cinq ou six fois dans les vingt-quatre heures.

Traitement *ut supra.*

29. On vient m'annoncer qu'il y a eu rechute depuis quelques jours, et on me presse de retourner voir le malade. Je trouve celui-ci en proie à une forte fièvre ; le pouls est à 100, et la peau est inondée de sueur ; les articulations tibio-tarsiennes, l'épaule et le genou gauches sont enflés et très-douloureux.

Je porte la dose du nitrate de potasse à 30,0, à prendre dans les vingt-quatre heures dans 1 litre 1/2 de tisane de feuilles de frêne.

1er octobre. Hier il y a eu des sueurs très-abondantes, diffuses, au point de tremper sept ou huit chemises, et depuis lors, amélioration notable et peu de temps après guérison.

Il nous a paru observer de remarquable, dans le cours du rhumatisme dont a été atteint le sujet de cette observation, deux mouvements critiques bien prononcés. Ce furent d'abord des epistaxis abondantes, suivies bientôt d'un amendement considérable de tous les symptômes ; mais malheureusement, quelques jours après, à la suite probablement de quelque imprudence, il y eut rechute, et au moment où les symptômes réactionnels atteignaient leur maximum d'intensité, il survint des sueurs profuses qui amenèrent la prompte résolution de la maladie.

Il me semble difficile de révoquer en doute l'influence favorable des phénomènes critiques dont il a été question.

Pour préparer la tisane, au lieu de chiendent, je me suis servi de feuilles de frêne, dont depuis quelque temps on dit merveille dans le traitement des affections rhumatismales.

Obs. XVII. — Paillot (Jean), ouvrier maçon, âgé de 46 ans, d'une constitution délicate, alla se baigner, il y trois semaines, dans un étang. Lorsqu'il se jeta dans l'eau, Paillot était tout en sueur. Aussi fut-il saisi bientôt par le froid, qui le força de sortir au bout d'un quart d'heure.

Une fois hors de l'eau, tous ses membres étaient roides, la tête lui faisait mal, et la nuit qui suivit, il eut la fièvre, et des douleurs se déclarèrent dans les jarrets d'abord et à l'épigastre, puis dans les lombes, derrière le cou, dans les épaules, les coudes et les poignets, et aujourd'hui, 21 juillet 1852, vingt et unième jour de la maladie, les douleurs persistent dans les articulations que nous venons d'énumérer, mais à un bien moindre degré, et, de plus, depuis hier, les articulations métarso-phalangiennes des deux pieds sont engagées. Les muscles de la face interne des bras et des cuisses sont également douloureux. Je constate, en outre, une légère céphalalgie, des bourdonnements d'oreille ; la langue est blanche, l'appétit nul ; constipation.

Au moindre exercice, il survient des palpitations ; les battements du cœur sont obscurs, comme voilés et accompagnés d'un bruit de souffle, lequel bruit de souffle est accompagné lui-même d'un bruit particulier, pareil à celui que produirait le mouvement d'une montre placée dans un vase de verre.

La région précordiale est douloureuse ; la percussion y décèle une matité assez étendue. Le pouls est faible, à 100.

Il est à remarquer que ce malade est venu me voir dans mon cabinet, et qu'à cet effet, il a fait 8 kilomètres à pied, ce qui l'a beaucoup fatigué. Les yeux sont brillants, humides et roides, dit-il.

Je prescrivis des frictions avec l'eau sédative, quelques purgatifs et un vésicatoire sur la région du cœur, et quelque temps après j'ai appris que Paillot était guéri.

Cette observation est d'un enseignement précieux, elle nous prouve que le rhumatisme articulaire aigu met, lorsqu'il est abandonné à lui-même, plus de vingt jours à guérir.

Il y a plus. C'est la première fois, dans le cours de ma pratique rurale, que j'ai constaté quelque chose de sérieux du côté du cœur pendant la durée du rhumatisme articulaire. Il y avait des palpitations et des bruits anormaux, d'après lesquels je n'hésitai pas à diagnostiquer une péricardite. Celle-ci s'est-elle terminée par résolution ? J'aime à le croire, car j'ai appris que peu de temps après ma consultation, Paillot était guéri, mais je ne puis l'affirmer, attendu que je n'ai pas examiné le malade après sa guérison présumée, et je l'ai du reste perdu complétement de vue.

Obs. XVIII. — François Gaucheron, 40 ans, bonne constitution, est atteint pour la troisième fois de rhumatisme articulaire aigu. Depuis quelques jours déjà ; il se sentait mal à l'aise il avait eu une forte angine et éprouvait de la roideur dans les coudes, lorsque, le 18 mai 1852, étant tout inondé de sueur, il se mit à la croisée. Un vent frais sonfflait, il se sentit refroidir, et une heure après il se sentit pris de coryza, sa voix devint rauque, et le surlendemain, les genoux, les hanches, les poignets et la région lombaire devinrent roides, mais

sans douleur, en même temps des frissons se déclarèrent, et la fièvre s'alluma; enfin, deux ou trois jours après, une vive douleur
commença à se faire sentir dans le genou droit. Cette articulation
était tuméfiée, rouge et chaude; le lendemain le cou-de-pied droit
et les articles des premier, second et cinquième orteils du même
côté se prirent à leur tour et, comme pour le genou, la douleur était accompagnée de tuméfaction, de rougeur et de chaleur. Quarante-huit
heures après, la hanche du même côté se prit aussi; seulement l'enflure n'était pas ici apparente. De la hanche la douleur s'irradiait à la
région sacro-lombaire. Deux jours après, c'est-à-dire la nuit qui vient
de s'écouler, le genou gauche devint également le siége d'une vive
douleur, accompagnée de gonflement, mais sans rougeur ni chaleur, et
enfin, depuis ce matin, le cou-de-pied et les deux orteils du pied gauche s'engagent à leur tour. Les articulations des membres supérieurs
sont libres, à l'exception des coudes qui sont roides. C'est par les articulations que la maladie a débuté.

28 mai 1852. La tête est douloureuse, les yeux sont rouges et très-
douloureux; il y a coryza, la tuméfaction des articulations malades
s'est dissipée depuis hier, à ce qu'on m'a dit; elle ne persiste plus que
dans le genou gauche. Je remarque de la rougeur sur les deuxième et
troisième orteils du pied droit; la hanche droite est très-douloureuse;
il en est de même du genou gauche, comme je l'ai déjà dit.

Les muscles en général sont agités de mouvements brusques comme
spasmodiques : *ça saute par-ci par-là* dans tout le corps, et même
dans le ventre. La langue est blanche, rouge à sa pointe, la bouche est
sèche, pâteuse, la soif modérée. Les selles sont régulières; insomnie à
cause des douleurs; le pouls est à 88, ses battements sont réguliers;
la fièvre redouble tous les soirs vers neuf heures, et ne cède que vers
trois heures du matin. Le malade éprouve un sentiment de constriction
dans la poitrine.

Saignée de 300 gr.; le sang est très-couenneux; potion stibiée, à
prendre par cuillerées d'heure en heure; tisane de chiendent fortement
nitrée; compresses imbibées d'eau sédative sur les parties douloureuses.

29. Amélioration notable; la nuit qui vient de s'écouler a été bonne;
le malade a bien dormi. Hier soir il s'est frotté vivement les jointures
rhumatisées avec de l'essence de térébenthine et *ç'a lui a ôté*, dit-il,
ses douleurs comme par enchantement. Continuer le sel de nitre.

La guérison ne se fit pas attendre.

Le rhumatisme débuta chez ce malade d'une manière insolite. Ce
fut un coryza qui ouvrit la scène. Vingt-quatre ou trente heures

après, il se déclara de la fièvre et de la roideur dans plusieurs articulations, et la douleur ne se manifesta que deux ou trois jours plus tard.

Un phénomène que je n'ai jamais remarqué dans le rhumatisme articulaire aigu, ce sont les mouvements spasmodiques qui agitaient les muscles dans différentes parties du corps.

Pour ce qui concerne le traitement, nous avons débuté ici par une saignée et le tartre stibié à dose contro-stimulante, car nous avons remarqué chez notre malade un état inflammatoire bien prononcé. L'état du sang confirma notre manière de voir; il se couvrit en effet d'une couenne épaisse. Cette complication écartée, nous eûmes recours au sel de nitre à haute dose, qui amena la prompte résolution de la maladie.

Les frictions sur les articulations douloureuses avec l'essence de térébenthine furent d'une très-grande efficacité, elles ôtèrent les douleurs comme par miracle.

Obs. XIX. — Le 24 mars 1854, je fus appelé à donner des soins à un enfant de 8 ans et demi, appelé Charles Berger, qui, depuis huit jours, était atteint de rhumatisme articulaire aigu.

La maladie débuta par une vive douleur dans le genou droit; le lendemain le cou-de-pied du même côté s'engagea également, et deux ou trois jours après ce fut le tour du genou gauche.

Le lendemain, c'était le 19 mars, le petit malade put encore marcher. Le 20, les articulations des deux premiers orteils du pied gauche se prirent aussi; le 21 ce fut le tour de l'aine gauche, et le 22, de l'aine droite; et hier 23, les coudes, les poignets ainsi que tous les articles des doigts des deux mains se rhumatisèrent pareillement. Ce matin enfin, les deux épaules furent entreprises par le vice rhumatoïde.

Le petit malade est immobile dans son lit, couché sur le dos. Il ne peut exécuter aucun mouvement sans exaspérer les douleurs, pas même les mouvements du cou, car les articulations des vertèbres cervicales sont atteintes. Il n'y a point de céphalalgie; la langue est jaune, la soif modérée, l'appétit nul; pas d'évacuations alvines depuis deux jours, les urines sont troubles et sédimenteuses, la peau est couverte de sueur, et le pouls est à 100 et assez développé.

Je constate de la rougeur et du gonflement sur les doigts de la main gauche, ainsi qu'autour du genou du même côté. Le malade accuse, en outre, de la douleur depuis hier dans les muscles des cuisses.

Je prescrivis l'émétique en lavage, sans voir le malade, il y a de cela cinq jours; il provoqua deux vomissements bilieux et une selle, et aujourd'hui je lui fais boire de la tisane de chiendent contenant en solution 8 grammes de sel de nitre et, en outre, compresses d'eau sédative sur les jointures malades.

25. La main gauche va mieux; la rougeur et la tuméfaction ont presque entièrement disparu, mais la main droite est prise; elle est rouge et enflée.

Continuer la tisane nitrée et les compresses d'eau sédative.

27. Toutes les articulations sont libres depuis ce matin. Le malade n'accuse plus qu'une légère douleur dans la malléole externe du pied gauche et dans les trois doigts du milieu de la main du même côté.

Le pouls est faible, à 72; les bruits du cœur sont accompagnés d'un léger bruit de souffle au premier temps. Le stéthoscope fait percevoir également un souffle intermittent dans les carotides.

Le lendemain, toute trace de douleur avait disparu; la guérison était complète.

Les côtés remarquables de cette observation sont l'âge tendre du malade et les bruits de souffle qu'on percevait dans le cœur et les carotides. Evidemment, ces bruits anormaux n'étaient pas sous la dépendance d'une endocardite ou d'une péricardite, mais d'un état chloro-anémique bien prononcé.

La guérison s'est opérée avec une grande promptitude, sous l'influence du traitement institué. Trois jours, en effet, suffirent pour cet heureux résultat. Il est vrai de dire que le quatrième jour de la maladie le patient prit de l'émétique en lavage qui, par son action révulsive et contro-stimulante tout à la fois, contribua peut-être à un tel dénoûment. Quoi qu'il en soit, la durée totale de la maladie ne dépassa pas onze jours.

Obs. XX. — Amélie Mercier, 12 ans, tempérament lymphatique et sanguin, bonne constitution, non encore réglée, traînait languissamment son existence depuis une vingtaine de jours lorsque, le 2 mai 1857, elle fut prise de céphalalgie et de névralgie dentaire générale, et quelques jours après, c'est-à-dire le 11, l'articulation tibio-tarsienne gauche devint le siége d'une vive douleur, avec gonflement, rougeur et chaleur. Le lendemain, l'articulation tibio-tarsienne droite se prit à son tour. C'est à cette époque que je fus appelé. La fièvre était intense, la peau brûlante, la langue blanche et sèche, la soif vive; il y avait constipation.

Émétique en lavage; de là plusieurs vomissements bilieux et dix à douze selles de même nature; tisane de chiendent avec 20 grammes de nitrate de potasse.

Le 15, les articulations des pieds sont libres; elles ne conservent plus qu'un peu de résidu, mais en revanche les poignets sont fortement engagés depuis la nuit dernière. Il en est de même des articulations des doigts. La fièvre persiste.

Je fais envelopper la jeune malade dans un drap mouillé et deux ou trois couvertures de laine, et par-dessus le tout, je fais poser un édredon. Je la laisse ainsi enveloppée pendant trois heures; la sueur ruisselait de tous les pores de sa peau; je la fis alors sortir et lotionner vivement pendant deux minutes avec un drap trempé dans l'eau froide, et, après l'avoir bien essuyée, on la remit dans son lit, où la réaction s'opéra parfaitement. Dès le soir même la roideur des articulations tibio-tarsiennes s'est dissipée, la douleur des poignets et des doigts a diminué considérablement, mais la fièvre persiste et la malade accuse en outre des douleurs épigastralgiques.

Compresses humides autour des poignets; cataplasme narcotique sur l'épigastre.

17. Second enveloppement dans le drap mouillé.

17. L'amélioration a fait de nouveaux progrès; plus de douleurs épigastriques.

Continuer le maillot humide tous les jours. Après le huitième la guérison était parfaite. Il n'y a pas eu de convalescence.

Il est impossible de révoquer en doute l'efficacité du traitement employé chez cette malade. Le rhumatisme perdait de son intensité après chaque maillot; les douleurs diminuaient, les mouvements devenaient plus souples et plus aisés, et, pendant l'enveloppement, la malade éprouvait un grand calme dans ses souffrances. Il fallut huit maillots pour dompter le mal, mais si ce traitement eût été mis plus tôt en usage, nul doute que le rhumatisme n'eût parcouru plus promptement ses périodes, comme il arriva dans le cas que je vais rapporter.

Faisons remarquer, avant de terminer, que la malade n'eut point de convalescence, comme cela arrive toujours quand on a recours à d'autres méthodes, et particulièrement aux antiphlogistiques.

Obs. XXI. — Claudine Drissard, 12 ans, tempérament lymphatique très-prononcé, santé délicate, fut prise, le 26 avril 1858, de frissons, et le 28 il se déclara une douleur aiguë avec gonflement dans l'articulation tibio-tarsienne droite et dans le talon du même côté. Le 29, le genou droit s'engagea à son tour, et je fus mandé peu de temps après. La malade avait la fièvre.

Je prescrivis l'émétique en lavage et des compresses échauffantes autour des articulations malades.

L'émétique ne fut administré que le 1er mai; il produisit plusieurs évacuations par le haut et par le bas, mais il ne modifia aucunement la maladie. C'est pourquoi je conseillai pour le lendemain matin, 2 mai, un maillot humide de trois heures, suivi de lotions froides. La petite malade, pendant toute la durée de l'emmaillottement éprouva un grand soulagement; cependant, dans la soirée même, les hanches, le genou gauche, l'articulation tibio-tarsienne du même côté, les poignets et les articles des doigts sont onvahis par le rhumatisme.

Le lendemain 3, nouvel enveloppement; dès lors il se manifesta presque aussitôt une très-grande amélioration. Les articulations des membres inférieurs sont complétement libres, les poignets seuls restent engagés; la fièvre est moins intense.

4. Plus de fièvre; les poignets ne sont presque plus douloureux et très-peu enflés. La petite malade accuse de l'appétit et demande à manger.

Troisième maillot. Guérison le soir même, sans convalescence.

Lorsqu'on eut recours à l'hydrosudopathie chez cette enfant, la maladie datait de huit jours, et cependant la guérison ne se fit pas attendre. Trois maillots suffirent pour amener cet heureux résultat. Ici le maillot fut employé seul. C'est donc lui qui fit tous les frais de la guérison.

Obs. XXII. — Marie B..., 16 ans, tempérament nerveux, constitution délicate, sujette à s'enrhumer, fut prise tout à coup, le 21 mai 1858, de très-vives douleurs dans les deux pieds, qui la clouèrent immobile sur place. Dans le courant de cette même journée, les genoux deviennent également douloureux, et le lendemain, à ma première visite, les hanches, les épaules, les coudes et les poignets commençaient à se rhumatiser. Les articulations des pieds sont enflées. Le moindre mouvement, le moindre attouchement exaspère la douleur et arrache des cris à la malade. La douleur ne siége pas seulement dans les articulations, mais aussi dans les muscles des membres. La figure est rouge, animée, la tête douloureuse, la langue blanche et humide, la soif vive, le pouls fréquent. Il y a, en outre, des nausées, absence d'appétit, ventre sensible à la pression, constipation depuis trois jours.

Lavement salé. Maillot humide de sept heures, suivi de lotions froides.

23. Les douleurs se sont amendées très-notablement, mais la fièvre persiste. Nouveau maillot.

24. L'amélioration a fait de nouveaux progrès; la fièvre s'est apaisée et les douleurs se sont dissipées en grande partie. Troisième maillot.

25. Hier matin, en sortant du maillot, la malade se mit à courir dans la chambre, comme si elle n'avait jamais été malade, et elle a déjeuné avec appétit, et ce matin la guérison est complète.

Ici encore c'est au maillot sudatif, suivi de lotions froides, que revient tout l'honneur de la guérison; et trois maillots suffirent pour atteindre le but. La convalescence fût nulle.

Obs. XXIII. — Le 25 novembre 1863, je fus appelé à donner des soins à M. B... Le malade se plaignait de douleurs rhumatismales dans les genoux et de roideur dans les coudes, les poignets, etc. Il est à remarquer que ee malade, âgé de 49 ans, d'une forte constitution, a déjà été atteint quatre fois de rhumatisme articulaire aigu, et chaque fois la maladie le tint sur son lit pendant cinq à six semaines. Evidemment c'est une nouvelle attaque qui commence. Le malade en est convaincu, car c'est toujours ainsi que les autres ont commencé. Je promis au patient de juguler son rhumatisme s'il voulait suivre mes prescriptions; il s'y prêta volontiers, car il redoutait singulièrement son attaque. Je le fis asseoir sur un fauteuil à claire-voie; je l'entourai ensuite, depuis le cou jusqu'à terre, d'une large couverture de laine bien fermée, de manière à intercepter l'air. Sous le fauteuil je plaçai une lampe à alcool à trois becs. L'air contenu dans l'espace embrassé par la couverture ne tarda pas à s'échauffer. Au bout de dix à douze minutes, le malade commença à transpirer, et au bout de vingt minutes, la sueur ruisselait de tous ses pores. Le patient fut alors débarrassé promptement de sa couverture, et frictionné vivement avec un drap trempé dans l'eau froide qu'on lui jeta sur le dos. Le soir il y avait amélioration, et après trois jours de ce traitement, la maladie était avortée et la guérison parfaite.

La prompte efficacité du traitement employé est encore ici manifeste. Voici un malade atteint, pour la cinquième fois, de rhumatisme articulaire aigu, qui se trouve complétement rétabli à la suite de trois sudations suivies de lotions froides, tandis que les quatre autres fois la maladie, par le traitement classique, dura cinq à six semaines. Il n'est donc pas besoin de commentaires pour faire ressortir l'efficacité de l'hydrosudopathie dans le traitement du rhumatisme articulaire aigu.

Je recommande particulièrement ce traitement aux médecins ruraux.

CHAPITRE II.

DU RHUMATISME ARTICULAIRE CHRONIQUE.

Le rhumatisme articulaire chronique peut succéder à l'aigu ou bien
débuter d'emblée sous cette forme. Ses symptômes sont à peu près
les mêmes que ceux du rhumatisme articulaire aigu, seulement ils
sont beaucoup moins intenses. Les mouvements sont gênés, difficiles
et plus ou moins bornés, quelquefois nuls ; les articulations attaquées
sont comme empâtées, plus ou moins enflées, mais en général sans
chaleur ni rougeur ; les douleurs sont plus ou moins vives, suivant
les cas. C'est ainsi que tantôt elles sont presque nulles, tantôt assez
prononcées. Les changements de température et la chaleur du lit les
réveillent assez ordinairement, et elles sont plus fixes que dans le
rhumatisme articulaire aigu.

A la longue les membres maigrissent, s'atrophient et restent dans
un état de demi-fluxion ou de contraction.

La douleur ne se fait pas sentir d'une manière continue. Les
patients restent parfois assez longtemps sans souffrir aucunement,
au point de se croire guéris ; mais sous l'influence d'un écart de
régime, d'un changement brusque de température ou d'une impression de froid et parfois sans cause appréciable, la douleur reparaît
tout à coup et avertit sa victime de ne point s'endormir dans une
trop grande sécurité.

A une époque avancée de la maladie on voit assez souvent se faire
autour des articulations malades des dépôts de matière gélato-albu-
mineuse ou des concrétions tophacées. Dans le premier cas, c'est le
rhumatisme articulaire chronique simple ; dans le second, c'est le
rhumatisme goutteux, qu'il est fort difficile de distinguer de la vraie
goutte ; les articulations sont alors immobiles, ankylosées ; le patient
est perclus.

Malgré ces graves désordres, les symptômes réactionnels font généralement défaut, mais on observe fréquemment des phénomènes dyspeptiques, la diminution de l'appétit et l'insomnie. Une des causes

les plus fréquentes de l'insomnie, c'est la douleur et surtout une sensation de chaleur brûlante fort incommode à la plante des pieds et à la paume des mains, qui oblige les malades à exposer sans cesse ces parties au froid.

Outre les deux variétés de rhumatisme que nous venons de décrire (*rhumatisme simple* et *rhumatisme goutteux*), il en est une troisième que nous avons observée plusieurs fois et dont nous allons dire un mot : c'est le *rhumatisme noueux*. Celui-ci affecte généralement les femmes après la ménopause ; il a déjà été décrit par Haygarth. Cette variété de rhumatisme est caractérisée par une augmentation graduelle du volume des extrémités des os du périoste et des ligaments articulaires. C'est aux doigts surtout qu'on la remarque de préférence. Les articulations sont d'abord déviées, puis déformées et enfin disloquées. Le cas est alors très-grave, la perclusion est complète.

Cette grave variété du rhumatisme ne s'arrête jamais, elle envahit successivement les articulations les unes après les autres, sans soulagement pour les douleurs de celles qui ont été affectées les premières. Les douleurs d'ailleurs sont peu intenses et nullement en rapport avec la gravité de la maladie.

Le rhumatisme noueux passe pour incurable, cependant M. Lasègue prétend les guérir à l'aide de la teinture d'iode. Nous parlerons de ce traitement en temps et lieu.

Le rhumatisme articulaire chronique peut être compliqué de différentes affections qui rendent son pronostic plus ou moins grave.

Une complication que j'ai remarquée plusieurs fois et dont on ne parle guère, c'est la paralysie. Chez un de mes malades, elle était générale et complète ; chez un autre, elle était complète aussi, mais bornée aux membres pelviens, enfin chez deux autres la paraplégie était incomplète.

Je relaterai les deux premières observations ; on les lira certes avec le plus vif intérêt. Ces deux paralytiques ont recouvré entièrement l'usage de leurs membres à la suite d'une cure par les bains de vapeur térébenthinée associés à l'hydrothérapie. Les deux derniers sujets, dont un âgé de 38 ans et l'autre (c'est une jeune fille) de 18, sont en traitement dans ce moment même.

M. Cornil a observé d'autres complications ou coïncidences du rhumatisme articulaire chronique : ce sont des maladies de la peau, des yeux, des organes de la circulation, de la respiration et de la digestion, des organes urinaires, du système nerveux et enfin des complications ultimes, telles que gangrène, escharres, abcès.

Sur soixante-quatre observations recueillies à l'hospice de la Salpêtrière de Paris, M. Cornil a observé trois cas de maladies cutanées persistantes chroniques, deux cas d'*acne rosacea* de la face et un cas d'eczéma nummulaire, que M. Bazin rapporte à l'arthritis, trois cas d'érysipèle à répétition.

Les inflammations oculaires ont été observées chez trois sujets affectés de rhumatisme; l'un d'eux a présenté quatre fois des ophthalmies, dont la dernière était une iritis avec kérato-conjonctivite, précédée et accompagnée de névralgie faciale.

M. Charcot a également observé une iritis à répétition, de nature rhumatismale, et Fullet l'a rencontrée dans le rhumatisme noueux.

Sur neuf observations suivies d'autopsie, M. Cornil a trouvé deux fois la péricardite aiguë et récente et deux fois la péricardite ancienne avec des adhérences générales. Une fois la péricardite était consécutive au rhumatisme noueux.

MM. Charcot et Romberg ont vu aussi la péricardite compliquer le rhumatisme chronique.

Outre ces lésions, M. Cornil a observé du côté du cœur l'hypertrophie du ventricule gauche et la dégénérescence graisseuse des muscles du cœur. Cette altération était sous la dépendance d'une péricardite.

Les maladies des poumons notées dans huit autopsies sont l'emphysème pulmonaire, deux fois; la pneumonie chronique, une fois; les tubercules, deux fois.

J'ai observé plusieurs fois le catarrhe pulmonaire comme complication du rhumatisme articulaire chronique.

M. Cornil n'a pas trouvé de lésions de l'estomac ou des intestins, mais presque tous les rhumatisants ont présenté, pendant la vie, des phénomènes dyspeptiques déjà signalés par MM. Requin et Charcot. La dyspepsie est une des causes les plus puissantes, sinon la cause initiale de la cachexie qui survient à une période avancée du rhumatisme chronique.

M. Cornil a trouvé également des désordres pathologiques dans les organes urinaires. Ainsi, dans neuf autopsies, il a noté la cystite chronique du col de la vessie, trois fois; l'atrophie de la substance corticale du rein, avec distension des calices et du bassinet, trois fois ; un infarctus fibrineux ancien, une fois ; la néphrite albumineuse, deux fois.

Chez les malades, au nombre de vingt-huit, dont les urines ont été examinées, on a noté l'albumine en grande quantité avec cylindres hyalins, trois fois ; les urines purulentes, une fois.

En résumé, les recherches de M. Cornil prouvent :

1° Que les maladies du cœur, spécialement la péricardite aiguë ou chronique, peuvent se rencontrer dans le rhumatisme articulaire chronique, et que, si elles ont été méconnues jusqu'ici, cela tient à la difficulté de leur diagnostic pendant la vie ;

2° Que les maladies des organes excréteurs de l'urine, la cystite, la pyélo-néphrite et l'atrophie consécutive du parenchyme rénal, sont assez fréquentes dans le cours de cette maladie ;

3° Que dans certains cas, on peut trouver, comme coïncidence, une néphrite albumineuse chronique ;

4° Que du côté des organes digestifs survient presque toujours, à une époque avancée de la maladie, une dyspepsie caractérisée par l'inappétence, les vomissements et la diarrhée ;

5° Que ces diverses complications causent une cachexie particulière qui favorise la production des escharres gangréneuses et des suppurations étendues, accidents qui entraînent la mort des malades lorsqu'ils ont échappé aux autres causes de destruction.

On a préconisé contre le rhumatisme articulaire chronique une foule de remèdes, tels que les sudorifiques, les narcotiques, les purgatifs, les liniments irritants et les vésicatoires volants autour des articulations malades, les bains de vapeurs aromatiques, les vapeurs sèches de benjoin, de genièvre, l'hydrothérapie, les eaux thermales d'Aix en Savoie, de Bagnères, de Baréges, de Balaruc, de Bourbon-l'Archambault ou Lancy, de Bade, d'Acqui en Piémont, les grottes de Monsumano en Toscane, etc., l'électricité, l'acupuncture et même l'électropuncture.

Les eaux alcalines de Vichy, de Vals, etc., sont utiles lorsqu'il y a des concrétions tophacées. M. Trousseau conseille les bains au sublimé corrosif et les fumigations de cinabre contre le rhumatisme noueux. Contre ce même rhumatisme, M. Lasègue vante, comme un véritable spécifique, la teinture d'iode a l'intérieur, à la dose de 8 à 10 gouttes par jour d'abord, puis graduellement jusqu'à 5 à 6 grammes. Il l'administre au début des repas dans un vin du Midi. On badigeonnera en même temps les articulations malades avec la même teinture.

Notre ami M. Noël Guéneau de Mussy préconise des bains contenant 100,0 de carbonate de potasse et 1 gramme d'arséniate de soude, et à l'intérieur la potion suivante :

$$\text{Arséniate de soude.......} \quad 0,5$$
$$\text{Eau distillée ....} \quad 125,0$$

à prendre une à trois cuillerées à café par jour.

On arrive à ce chiffre progressivement et avec prudence.

Enfin M. Privat a obtenu de bons résultats, dans le rhumatisme noueux, par les eaux de Salomon l'Ancien.

Tous ces moyens sont utiles assurément ; je ne conteste point leur efficacité lorsqu'ils sont administrés, combinés avec discernement, mais il est une autre médication encore peu connue et très-peu répandue qui produit des résultats vraiment admirables dans toutes les formes du rhumatisme articulaire chronique : je veux parler des bains de vapeurs térébenthinées seuls ou associés à l'hydrothérapie et à différents médicaments internes, suivant les cas, aux arsenicaux et aux iodiques dans le rhumatisme noueux, par exemple.

Je me propose de faire connaître ici cette nouvelle méthode thérapeutique.

Les bains de vapeurs térébenthinées agissent et par leur température élevée et par leurs principes balsamiques, dont l'efficacité est reconnue depuis longtemps dans le traitement des affections rhumatismales chroniques.

Je ne doute pas que ces bains ne soient appelés à un grand avenir. J'ai été témoin de leurs bons effets ; je suis parvenu, avec leur secours, à soulager ou à guérir des rhumatismes qui avaient résisté aux autres ressources de la thérapeutique.

Comme la plupart des remèdes héroïques, c'est le hasard qui a découvert l'action salutaire des vapeurs térébenthinées à une température élevée, et c'est dans la Drôme, parmi les bûcherons et les ouvriers occupés à l'extraction de la poix, que cette découverte prit naissance.

Peu de médecins probablement savent ce que c'est qu'un four à poix. C'est une cavité ovoïde, profonde de 2 mètres et large de 1 mètre environ. Elle a une ouverture de 1 mètre, et est garnie intérieurement d'une forte couche de terre glaise ou de pierres réfractaires. Elle est entourée dans toute sa hauteur d'une couche de sable, large de 15 centimètres, destinée à emmagasiner la chaleur.

Au fond sont deux ouvertures : l'une pratiquée au centre, ayant 3 ou 4 centimètres de diamètre, est armée d'une longue cuiller en fer par laquelle la poix en fusion est conduite au dehors où elle est reçue dans un vase rempli d'eau ; l'autre, ménagée sur le côté, est carrée ; elle a 65 centimètres de côté. C'est par elle qu'on débarrasse le four de tous les détritus de la combustion. C'est par une tranchée ouverte qu'on arrive jusqu'à ces ouvertures.

Ce four, chauffé comme un four de boulanger pendant trente-six heures, nettoyé avec soin et un peu refroidi, tel était le milieu destiné à recevoir les copeaux du pin *mugho* du mont Glandaz. Tandis qu'un ouvrier les lui sert, celui qui est au fond du four les reçoit et les y dispose en éventail, en les inclinant légèrement de la circonférence vers le centre. Celui-là est à une température de 120 à 130 degrés. Aussi de cinq minutes en cinq minutes les deux ouvriers sont-ils forcés de se suppléer dans ce pénible travail.

Or on avait remarqué que ceux d'entre ces ouvriers qui étaient affligés de douleurs rhumatismales ou de catarrhe bronchique en étaient promptement délivrés.

Sous l'influence d'une pareille température, en effet, la peau est vivement stimulée, une diaphorèse abondante ne tarde pas à s'établir, et, en outre, le patient plongé dans une atmosphère de vapeurs oléo-résineuses, absorbe une partie des principes balsamiques qui exercent, comme on sait, une action élective sur les muqueuses en général et en particulier sur la muqueuse des voies génito-urinaires, sur les tissus blancs, sur le système nerveux, et enfin sur la vitalité des organes qu'ils modifient profondément. De là l'explication des cures remarquables obtenues à l'aide de ces bains, non-seulement dans les affections rhumatismales, mais encore dans la goutte, les névralgies et les catarrhes chroniques.

Ces guérisons firent du bruit dans la vallée. Les rhumatisants ainsi que les catarrheux accouraient en foule aux fours à poix pour se guérir de leurs maux. Mais les cures avaient beau se multiplier, le récit ne sortit pas, pendant plus d'un siècle (tant les innovations, même les plus utiles, ont de la peine à se faire accepter), de ce coin des Alpes où naquit la nouvelle méthode, et ce n'est que depuis quelques années que l'attention des médecins fut enfin éveillée sur cette puissante médication. Ce fut le docteur Chevandier (de Die), praticien de talent et d'initiative, qui s'en préoccupa le premier. «Persuadé, à l'inverse de la plupart, que les pratiques vulgaires ont souvent une réputation qui mérite plus nos attentions que nos dédains, je fis, dit-il, une enquête sérieuse et publiai les faits qu'elle produisit dans la *Revue médico-chirurgicale* de Malgaigne, 1854. »

M. Chevandier ne lâcha pas sa proie ; il fit une étude persévérante de la nouvelle médication, et fit construire un four à sa portée, de manière à pouvoir surveiller ses malades et publia dans différents recueils scientifiques le résultat de ses observations. Vinrent ensuite les recherches de M. Benoît (de Die) et de M. A. Rey, de l'établissement hydrothérapique de Bouquéron, près Grenoble, et enfin les miennes.

Eh bien ! malgré ces nombreuses publications, les bains de vapeurs térébenthinées ne sont guère connus du public médical en dehors des départements voisins de celui de la Drôme, où ils prirent naissance. Paris ne les a pas encore adoptés. Serait-ce parce que tout ce qui ne sort point de Paris est considéré comme non avenu, comme sans valeur ?

Quoi qu'il en soit, c'est pour vulgariser la nouvelle méthode, dans l'intérêt des malades, que j'entre dans tous ces détails.

Le rustique four à poix, tel que je l'ai décrit plus haut, était d'un accès difficile, surtout pour les malades perclus ou paralysés. On le modifia profondément. Maintenant les fours sont généralement divisés en cellules dont la chaleur peut être graduée suivant les indications. Je signale à l'attention des praticiens comme les meilleurs fours que je connaisse, ceux de Bouquéron à Grenoble, de Saint-Didier (Vaucluse), de Die, etc. Les autres sont généralement moins bien disposés, et, de plus, les copeaux dont on y fait usage sont ordinairement tirés, du moins dans les établissements que je connais, comme à Serin, par exemple, du *pinus montana* ou du *pinus sylvestris*, qui sont aussi inférieurs à ceux du pin *mugho* du mont Glandaz que la piquette est inférieure aux bons crus de Bordeaux ou de Bourgogne.

On prépare ces bains en chauffant fortement le four. On ôte alors la braise avec soin pour éviter que les copeaux ne s'allument et l'on y place ceux-ci. La chaleur fait volatiliser la résine qui pénètre sous forme de vapeur avec l'air chaud, par des tubes appropriés et munis de registres, dans les cellules où sont les malades.

Ici une question importante : Quelle est la température la plus convenable pour les bains térébenthinés? Dans quelques établissements, l'étuve est chauffée jusqu'à 90 et même 180 degrés centigrades et plus. J'avoue que je ne comprends pas le but d'une chaleur si élevée. En effet, que veut-on atteindre par les bains de vapeurs térébenthinées? Évidemment la sudation et l'inhalation des vapeurs balsamiques. Mais ce but est parfaitement atteint à un degré moins élevé. Or pourquoi dépasser 55 à 60 degrés, puisque cette température suffit à tous les besoins?

On ne saurait être trop circonspect dans l'application du calorique : « L'élévation de la température que l'on ne règle point avec précision et qui dépasse beaucoup celle du corps, dit M. A. Bonnet, est une cause puissante de fatigue, car, ainsi que l'ont démontré les expériences de Magendie, les animaux supportent très-difficilement une température élevée, et ils ne tardent pas à succomber si celle-ci est prolongée et dépasse certaines limites. » (*Traité thérap. des mal. artic.*, p. 54.)

Il est donc important d'étudier avec soin les dispositions de chaque malade, car tout le monde ne peut pas supporter également bien le même degré de chaleur. Celle-ci doit être par conséquent réglée pour chaque sujet.

A une température de 50 à 60 degrés centigrades, les malades transpirent abondamment et absorbent une grande quantité de vapeurs oléo-résineuses, comme le prouve l'odeur de violette qu'exhale l'urine peu de temps après le bain. Enfin, si l'on ajoute qu'à une température très-élevée l'absorption se fait dans des limites restreintes, on demeurera convaincu de la justesse de mes réflexions.

La durée des bains est, en général, d'une demi-heure. On peut la prolonger de quelques minutes si rien ne s'y oppose, et il faut, au contraire, l'abréger si le patient éprouve de l'anxiété, des vertiges, de la céphalalgie, des palpitations, des tintements dans les oreilles des envies de vomir, etc.

A la sortie de l'étuve, le malade reçoit une douche froide de deux à trois minutes, ou bien il continue de transpirer, couché sur un lit de camp et enveloppé dans la couverture de laine, suivant les indications.

La sueur commence à se déclarer à la poitrine au bout de quelques minutes. Les autres parties du corps ne tardent pas à être couvertes à leur tour, et son abondance finit par devenir telle qu'elle ruisselle sur le parquet de l'étuve. On voit quelquefois des malades perdre jusqu'à 1,000 grammes de leur poids dans l'espace d'une demi-heure.

Personne n'est réfractaire à la transpiration par ce moyen, mais il ne faut pas croire que son abondance soit en rapport avec l'élévation de la température. Il est des malades qui m'ont assuré qu'ils transpiraient bien plus à 50 qu'à 70 degrés.

La sueur arrive ici d'une manière si insensible et si facile qu'on s'en aperçoit à peine, et, chose remarquable, les parties qui sont le siége du rhumatisme sont plus lentes que les autres à ressentir le calorique et ses effets. J'ai constaté aussi plusieurs fois la sécheresse du membre pelvien affecté de sciatique, tandis que le reste du corps était couvert de sueur.

La sueur conserve toujours ses caractères acides, seulement l'acidité est plus ou moins prononcée chez les différents sujets soumis à ces bains. C'est ainsi que chez les goutteux et les rhumatisants, elle rougit bien plus fortement le papier de tournesol que chez les malades atteints de catarrhe ou de névralgie.

Du côté des muqueuses, il se passe des phénomènes non moins remarquables. La sécrétion de ces membranes est augmentée. Les mucosités sont rendues plus diffluentes et l'expectoration devient dès lors beaucoup plus facile. La cavité orale devient fraîche et humide, les narines s'humectent et l'air les traverse avec plus de facilité, lors même qu'elles sont le siége d'une phlegmasie, comme dans le coryza.

Du côté de la peau ces bains déterminent, chez quelques personnes, des éruptions miliaires qui se dissipent spontanément au bout de vingt-quatre ou de quarante-huit heures.

Malgré l'abondance de la transpiration, les malades supportent généralement très-bien les bains résineux, et ils n'en sont nullement affaiblis.

On croirait au premier abord que la tête, dans les bains térébenthinés, doit se congestionner et devenir douloureuse. Il n'en est rien cependant. On observe très-rarement de la céphalalgie, mais lorsque par hasard celle-ci a lieu, il suffit, pour la dissiper, de couvrir la tête et le front de compresses d'eau froide fréquemment renouvelées.

Mais, je le répète, on ne voit jamais le sang affluer vers le cerveau pendant le bain, et cela se comprend, car l'hyperémie générale des téguments cutanés, jointe à la transpiration abondante, opère une révolution puissante sur la périphérie, et les organes internes se trouvent ainsi dégagés. Voilà pourquoi l'on voit quelquefois des migraines et des céphalées liées à un état pathologique se dissiper sous l'influence des bains résineux.

C'est donc à tort que M. Amédée Bonnet craint que les moyens qui communiquent une vive chaleur à l'économie, ne provoquent des congestions à la tête chez les goutteux. En effet, j'ai eu occasion de conseiller ces bains à plusieurs malades atteints de goutte, et je déclare que je n'ai jamais observé chez eux le moindre signe de congestion cérébrale.

On observe quelquefois, chez quelques rares sujets, des vertiges, des étourdissements, des palpitations, soit à leur sortie de l'étuve, soit après la douche; mais ce sont là des phénomènes nerveux qui se dissipent avec promptitude sous l'influence de quelques aspersions d'eau froide à la figure, de pédiluves irritants, etc.

Les fonctions digestives participent également à la surexcitation générale, et l'urine contracte rapidement une odeur de violette très-prononcée, preuve que toute l'économie s'est imprégnée du principe balsamique.

Le système nerveux offre aussi des modifications importantes. Ces bains occasionnent quelquefois, chez les sujets nerveux surtout, de l'agitation, de l'insomnie et parfois une grande irritabilité. Enfin, une chose digne de remarque, à propos de laquelle il importe de prémunir les malades afin qu'ils ne se laissent pas aller au découragement, c'est que ces bains réveillent au début toute douleur latente et exaspèrent tous les symptômes pour disparaître ensuite, et, dans leur retraite, ils suivent, en sens inverse, l'ordre de leur apparition.

Ce fait du réveil de la douleur est à peu près constant et, à mon avis, de bon augure, car les maladies chroniques sont, en général, par elles-mêmes incurables en tant que chroniques, et, pour les guérir, il importe de les faire passer à l'état aigu ou tout au moins subaigu. Or c'est précisément ce que font tous les puissants modificateurs généraux et particulièrement les bains de vapeurs térébenthinées.

Tels sont les phénomènes physiologiques qu'on observe chez les malades exposés aux vapeurs résineuses à une température élevée, et ils sont de nature à faire comprendre l'efficacité de la nouvelle médication dans le traitement des affections rhumatismales, goutteuses et catarrhales chroniques.

Les bains térébenthinés tels que je viens de les décrire ne peuvent être administrés que dans les établissements spéciaux, mais tout le monde n'a pas le temps ni les moyens de se déplacer. Cet inconvénient vient de cesser, grâce aux efforts de M. le docteur Chevandier.

Après plusieurs essais, cet ingénieux médecin est parvenu à construire un appareil portatif chauffé à la lampe et à la température graduée, qui permet d'administrer à domicile et à peu de frais des fumigations et des bains de vapeurs térébenthinées.

Cet appareil très-simple et d'un petit volume est, chose importante, exempt de tous les inconvénients et de tous les dangers que peut présenter le four décrit plus haut, car il suffit d'une étincelle, d'une allumette enflammée tombée sur les copeaux résineux et même d'une température trop élevée pour produire une explosion épouvantable. Danger terrible, responsabilité effrayante !

J'ai été témoin à Serin d'un accident pareil. L'explosion produite, soit par l'imprudence du *fournier* qui aurait laissé quelques charbons imparfaitement éteints dans le foyer, soit par la température trop élevée de celui-ci, l'explosion dis-je, a soulevé le couvercle du four chargé de grosses pierres et a enfoncé et brisé là porte qui fait communiquer la salle du four à celles des douches. Heureusement, on n'a point eu d'autres accidents à déplorer, car il n'y avait point encore de malades dans les cellules (1).

Nous allons maintenant relater ici quelques observations du rhumatisme articulaire chronique traité et guéri par ces bains.

---

(1) On trouve l'appareil de M. Chevandier, muni d'une provision pour vingt bains de copeaux de pin mugho, chez lui, à Dié, dans la Drôme.

A Paris, chez M. Lechelle, pharmacien, rue Lamartine, 35.

A Nice, chez M. Musso, pharmacien.

A Lyon, chez M. Lardou, rue Mercière, 64.

A Marseille, chez M. Aubin, pharmacien, rue Saint-Ferréol, 46.

A Nîmes, chez M. Montégut, pharmacien, place du Temple.

Je le recommande à l'attention des praticiens, persuadé qu'il leur rendra de grands services.

RHUMATISME ARTICULAIRE CHRONIQUE COMPLIQUÉ DE PARALYSIE GÉNÉRALE
COMPLÈTE; BAINS TÉRÉBENTHINÉS; GUÉRISON.

OBS. I. — Un fermier de Saint-Georges-de-Renin (Saône-et-Loire), nommé M..., âgé de 47 ans, fut atteint à l'âge de 20 ans de douleurs rhumatismales dans les reins et les cuisses. Les eaux thermales semblèrent les dissiper. Cependant, depuis lors, toutes les fois que le malade s'expose à l'humidité ou qu'il est mouillé par la pluie, ce qui lui arrive assez souvent, les douleurs se réveillent plus ou moins intenses dans différentes parties du corps, et, vers la fin de décembre de 1859, elles se fixèrent dans l'épaule gauche. Leur violence était telle que M..., pendant deux mois et demi qu'elles durèrent, ne trouva point de repos. Enfin, un large vésicatoire placé *loco dolenti* les chassa de là, mais elles reparurent presque aussitôt après dans les muscles de la poitrine, et peu de temps après plusieurs grandes articulations se rhumatisèrent à leur tour. On conseilla au patient des bains chauds: il en prit quatre sans résultat aucun, si ce n'est que les douleurs envahirent la région sacro-lombaire. En même temps, les membres inférieurs et le bras droit s'engourdirent et s'affaiblirent au point que la marche devint très-difficile. L'affaiblissement musculaire alla toujours en augmentant. Le bras gauche ne tarda pas à se prendre aussi; et aujourd'hui, 7 août 1860, la paralysie des quatre membres est complète. Le malade ne peut exécuter le moindre mouvement; il reste étendu sur son lit comme un corps inerte. La sensibilité est conservée.

Les mains et les pieds sont œdématiés; les épaules, les coudes, les poignets, les hanches, les genoux, les cou-de-pied sont douloureux, et les douleurs augmentent encore pendant la nuit. Le patient accuse, en outre, un sentiment de constriction très-pénible dans les parois de la poitrine. C'est comme si on les serrait dans un étau, suivant son expression.

L'appétit est conservé, les digestions sont bonnes; seulement il y a constipation opiniâtre.

Tel était l'état du malade lorsqu'il se présenta à mon observation de la part de M. le docteur Vallons qui soupçonnait la nature rhumatismale de la maladie. Je lui fis prendre sur-le-champ un bain de vapeurs térébenthinées à une température de 50°. Il y transpira abondamment et il fut ensuite couché sur un lit de camp, enveloppé dans un couverture de laine où il continua de transpirer pendant une demi-heure encore.

Le lendemain, toutes les douleurs s'étaient exaspérées; mais, en compensation, il commença à remuer un tant soit peu les pieds.

Il continua les bains les jours suivants, et l'amélioration fit tous les jours de nouveaux progrès. Les membres, en effet, acquirent des mouvements plus étendus, mais inintelligents comme dans l'ataxie locomotrice.

Le dixième bain fut suivi, pour la première fois, d'une douche froide. Le malade en éprouva un grand bienfait. La douche fut dès lors continuée après chaque bain, à la grande satisfaction de M... qui, disait-il, se sentait renaître à la vie. Les mouvements ont toujours été en augmentant soit en étendue, soit en précision, et enfin le 20 septembre, après avoir pris trente-cinq bains résineux, il recouvra l'usage entier de ses membres et put aller vaquer à ses occupations comme avant sa maladie.

Les années suivantes, M... prit encore une douzaine de bains térébenthinés, afin de le délivrer de ses douleurs qui le tourmentaient encore de temps à autre; mais la paralysie n'a pas reparu.

Il est évident que nous avons eu affaire ici à un rhumatisme compliqué de paralysie de nature rhumatismale qui aurait indubitablement fini par se terminer d'une manière funeste. Le malade en était lui-même convaincu.

Ce qui le confirmait dans son opinion, c'est que plusieurs médecins qu'il avait consultés ne lui avaient point laissé d'espoir. Le docteur Vallons seul a bien saisi la nature de la maladie, et je fis espérer au malade un succès complet à l'aide des bains de vapeurs térébenthinées; il en prit trente-cinq, et la paraplégie fut définitivement jugée. Or, je le demande, par quel autre traitement aurait-on pu obtenir un résultat si prompt et si satisfaisant?

L'amélioration se manifesta chez ce sujet dès le premier bain, et fit chaque jour des progrès au point d'étonner singulièrement les personnes qui le voyaient.

RHUMATISME ARTICULAIRE CHRONIQUE SUIVI DE PARAPLÉGIE COMPLÈTE; BAINS RÉSINEUX; GUÉRISON.

Obs. II. — Un ancien maire de la Croix-Rousse, à Lyon, M. R..., âgé de 70 ans, de tempérament sanguin, d'une constitution robuste, fut atteint, en 1842, d'une vive douleur à la partie interne du pied droit, qui se dissipa au bout de quinze jours. Six mois après, la douleur reparut à la partie interne du pied gauche et se dissipa également au bout de quinze jours. Sa santé parut se rétablir parfaitement, et notre malade se croyait guéri, lorsque deux ans après, c'est-à-dire en 1844, il éprouva une nouvelle atteinte au pied droit. Cette fois, il y avait gonflement et rougeur des parties douloureuses. Enfin, au mois de juillet, 1845, il fut affecté d'un rhumatisme articulaire général aigu qui ne se dissipa qu'au bout de deux mois, et encore le malade resta-t-il sujet à des douleurs articulaires. C'est pourquoi l'année suivante il se soumit à une cure hydrothérapique et fut parfaitement guéri, en apparence du moins, après six semaines de traitement. Pendant l'hiver de 1853-1854, c'est-à-dire sept ans après, le principe rhumatismal reparut à l'estomac. Le malade alla alors à Vichy, d'où il revint en bon état. L'hiver suivant, les intestins se prirent à leur tour. Les eaux de Vichy calmèrent encore les douleurs. Au mois de décembre 1855, le rhumatisme se réveilla plus violent que jamais; il se fixa à la tête, aux épaules, sur l'estomac, et en même temps se manifestèrent des symptômes de congestion cérébrale avec tremblement, perte de connaissance, fièvre et délire. Un traitement approprié rétablit en huit jours l'organisme dans son type régulier; seulement il resta un affaiblissement dans les membres inférieurs, affaiblissement que les eaux de Plombières ne tardèrent pas à dissiper. Deux mois après le retour des eaux, c'est-à-dire en décembre 1856, la faiblesse des jambes reparut, mais sans douleur aucune. Le malade fut alors électrisé dix fois sans le moindre succès. Tout au contraire, les pieds commencèrent à devenir douloureux et à s'œdématier, l'affaiblissement musculaire fit des progrès, les pieds et les mains devinrent le siége de fourmillements incommodes. Ces phénomènes allèrent toujours en augmentant, et, le 12 juin 1857, les mouvements sont complétement abolis dans les membres inférieurs; il y a paraplégie absolue. En outre, les jambes sont très-fortement œdématiées et douloureuses, l'œdème gagne les cuisses et même le ventre; on perçoit une fluctuation manifeste dans cette cavité. La sensibilité est conservée.

Je conseillai au malade les bains térébenthinés associés à l'hydrothérapie. Après deux mois de traitement, il n'y avait aucune amélioration. Mais il est vrai de dire que le traitement a été très-mal suivi; jamais je n'ai vu une pareille indocilité aux conseils médicaux de la part d'un homme raisonnable.

A ce traitement mal suivi, mal fait, j'ajoutai la strychnine à l'intérieur, et dès lors une légère amélioration ne tarda pas à être constatée. Le patient commença par remuer un tant soit peu la jambe droite. La jambe gauche demeure toujours plus faible, plus inerte. J'augmente la dose de la strychnine, et à la fin de septembre la jambe gauche à son tour peut exécuter quelques faibles mouvements.

Pour hâter les progrès de l'amélioration, je soumets le malade à la galvanisation localisée. Les séances eurent lieu trois fois par semaine, sous la surveillance de mon ami le docteur Pilipeaux; leur durée était de dix minutes. On s'arrêta après la dixième séance.

Sons l'influence des bains résineux, de l'hydrothérapie, de la strychnine et de l'électricité, les mouvements firent de nouveaux progrès, au point que le 4 octobre, le malade pouvait se soutenir sur ses jambes, faire le tour du salon, soutenu par deux aides, et couper son pain et ses mets à table, ce qui lui était impossible auparavant. Enfin, le 12 octobre, il cessa le traitement après avoir pris vingt-neuf bains térébenthinés, fait trois mois environ d'hydrothérapie et subi dix séances galvaniques. Il était dans un état très-satisfaisant.

Quelques jours après il partit pour Montpellier pour y passer l'hiver. L'amélioration ne cessa de faire des progrès rapides, et, le 6 mars 1857, j'eus occasion de le voir à Montpellier; il a fait, en ma compagnie, 4 kilomètres à pied et tout d'un trait. L'œdème des jambes n'avait pas encore complétement disparu.

Au mois d'août, il alla passer une saison aux eaux de Plombières, qui achevèrent de dissiper le reste de l'œdème qui existait encore autour des malléoles.

Les phénomènes morbides qui se succédèrent chez le sujet de cette observation sont très-intéressants à étudier. Notre malade éprouva d'abord, dans l'espace de deux ans, trois accès douloureux à la partie interne des pieds. Quelle était la nature de ces douleurs? Était-elle rhumatismale ou goutteuse? Il est dificile de se prononcer d'une manière précise. Je ferai remarquer cependant que la douleur ne débuta pas par le gros orteil, comme cela a lieu ordinairement dans la goutte, et que l'année suivante il se déclara un véritable rhumatisme articulaire aigu, et qu'enfin les phénomènes qui se succédèrent plus tard du côté de l'estomac et des intestins, étaient évidemment d'origine rhumatismale. Dès lors, rien d'irrationnel à conclure que les trois accès précédents étaient de même nature.

Ce n'est pas tout : je suis enclin à croire que c'est également au principe rhumatoïde qu'il faut attribuer les symptômes de congestion cérébrale que le malade éprouva au mois de décembre 1855.

Quant à la paraplégie, nul doute pour moi qu'elle ne fût de la même nature. Tout le prouve, et les antécédents et le résultat obtenu par le traitement employé. Ce résultat fut assurément très-beau et tout à fait imprévu. Personne ne s'y attendait. Le malade avait été condamné par tous les médecins qui l'avaient vu. Ce fut une véritable *résurrection*, et l'honneur en est entièrement dû à la médication employée. Celle-ci fut complexe. Est-ce aux bains térébenthinés et à l'hydrothérapie, ou bien à la strychnine et à l'électricité que revient réellement un tel honneur ? Pour moi, je n'hésite point à affirmer que c'est aux bains et à la strychnine réunis. Quant au galvanisme, les mouvements étaient déjà réveillés lorsqu'on en fit usage.

RHUMATISME ARTICULAIRE CHRONIQUE, FIÈVRE QUARTE REBELLE ;
TRAITEMENT RÉSINEUX ; GUÉRISON.

Obs III. — M. M..., 59 ans, tempérament bilieux, bonne constitution, contracta, en 1822, à la suite d'un refroidissement, un rhumatisme articulaire aigu qui le força à garder le lit pendant un mois, et après ce temps le rhumatisme passa à l'état chronique. Les eaux d'Aix, en Savoie, lui furent alors conseillées. Il y alla dix années consécutives et n'obtint qu'un très-léger soulagement. Il changea alors d'eaux et alla deux ans de suite au mont Dore, mais toujours sans succès. Il fit ensuite deux saisons aux eaux de Baréges, autant aux Eaux-Bonnes, autant à celles de Bade et une à celles d'Allevard, sans cesser pour cela de souffrir de son rhumatisme. En 1843, il prit les bains de mer, mais toujours sans aucun résultat favorable. Voyant enfin que l'hydrologie classique ne lui réussissait pas, il essaya, en 1844 et 1845, de l'hydrothérapie et, pour la première fois, il éprouva un soulagement inespéré.

A la suite de ses deux saisons hydrothérapiques, le malade se trouva tellement soulagé qu'il se crut guéri, et cet état persista pendant cinq ou six ans. Au bout de ce temps, l'élément rhumatoïde se réveilla de nouveau, et le pauvre patient de recommencer ses pérégrinations à travers les thermes de toute espèce. Enfin, de guerre lasse, il vint réclamer mes soins, c'était le 5 août 1856.

Les articulations de plusieurs doigts des mains et les premières des deux gros orteils sont enflées et douloureuses. L'épaule gauche, en outre, est le siége d'une douleur obtuse fort incommode.

Tous les soirs au moment de se coucher, et cela depuis plusieurs années, le malade éprouve une chaleur brûlante dans les jambes, depuis les genoux jusqu'aux pieds inclusivement, au point d'être forcé de découvrir ces parties lorsqu'il est au lit ; mais alors le froid ne tarde pas à les gagner et il est obligé de les recouvrir. En outre, le patient est sujet à des sueurs nocturnes qui l'épuisent. Du reste, toutes les fonctions se font bien, à l'exception des garde-robes, qui sont irrégulières. Tantôt, en effet, il y a constipation, tantôt diarrhée. Le ventre est légèrement douloureux, et parfois il y a de vives coliques suivies d'une selle liquide. Le facies est bon.

Tel était l'état du malade lorsqu'il se présenta à mon examen. Je lui conseillai d'abord un traitement hydrothérapique, et, quelques jours après, je fis ajouter à ce moyen le vin de quinquina et le sulfate de quinine. Malgré tout, les accès de fièvre ne se renouvelaient pas moins tous les soirs. Je lui fis alors administrer une douche en jet le long du rachis et sur les membres pelviens où l'accès devait avoir lieu, et celui-ci avorta; il ne reparut pas le lendemain. On continua la douche les jours suivants à la même heure, et la fièvre fut définitivement jugée.

Le 28 août, notre malade prit un bain de vapeur térébenthinée suivi d'une douche en pluie, dans le but de combattre le rhumatisme articulaire chronique dont il était affligé, et continua ces bains de deux jours l'un.

Le 1er septembre, il se déclara un peu de diarrhée avec coliques et ballonnement du ventre. Le traitement ne fut pas interrompu pour cela, seulement on combattit la diarrhée par le cachou, et enfin, vers la mi-septembre, après avoir fait six semaines d'hydrothérapie et pris dix bains térébenthinés, l'état du malade était on ne peut plus satisfaisant, la fièvre périodique et les douleurs rhumatismales avaient complétement disparu.

Je vis le malade deux ans après environ. La guérison s'était maintenue et se maintint jusqu'à sa mort qui eut lieu cinq à six ans après. J'ignore la maladie à laquelle il succomba.

Nous avons ici un cas de rhumatisme articulaire chronique consécutif à un arthro-rhumatisme aigu datant de trente-quatre ans, qui fut *jugulé* par cinq semaines d'hydrothérapie et dix bains térébenthinés.

Ce malade avait essayé inutilement de toutes les eaux thermales les plus renommées.

Le principe rhumatismal se portait quelquefois chez lui sur les intestins.

Avant de terminer, n'oublions pas de faire remarquer que la fièvre intermittente, dont ce sujet était atteint depuis plusieurs années, a été jugée par la douche ou jet le long de la colonne vertébrale, administrée quelques minutes avant l'invasion de l'accès. La douche a réussi là où tout avait échoué.

L'efficacité de la douche dans les fièvres intermittentes rebelles a déjà été signalée par M. Fleury.

Obs. IV. — Madame M..., 29 ans, tempérament nerveux, bonne constitution, est atteinte depuis sept à huit ans d'une affection de la vue, sur la nature de laquelle quatre oculistes distingués de Paris ne sont point d'accord, et que je crois de nature rhumatismale. C'est une es-

pèce d'amblyopie avec croisement de la vue parfois qu'elle contracta
en essuyant les plâtres d'une maison nouvellement construite.

En 1849, elle fut atteinte d'une affection nerveuse singulière, qui
débuta d'une manière brusque et instantanée, par une sensation de
froid glacial dans le dos, avec tremblement intense. Ces phénomènes se
renouvelèrent tous les huit jours pendant plusieurs mois.

Depuis six mois, les digestion étaient pénibles et laborieuses, l'im-
pressionnabilité devint très-vive, et bientôt après se manifestèrent des
phénomènes chloro-anémiques très-prononcés, à la suite d'une émission sanguine très-abondante causée par des piqûres de sangsues.

Les affusions froides et les ferrugineux triomphèrent et de la chloro-
anémie et de la névropathie, mais l'amblyopie persista et persiste encore aujourd'hui sans s'être aggravée toutefois.

Peu de temps après, la malade commença à ressentir des douleurs
dans les coudes et des engourdissements dans les mains. Ses poignets
se tuméfièrent quelques mois après la manifestation des douleurs rhumatoïdes.

En 1854, elle alla prendre les eaux de Bourbon-l'Archambault, mais
elle n'en éprouva aucun soulagement. La maladie, au contraire, ne fit
que s'accroître. Les poignets et les articulations des doigts enflèrent
d'une manière sensible. Il y avait des hygromas en forme de chapelets,
le long des fléchissures des doigts, et tous les matins ceux-ci restaient
crochus pendant quelques heures. Les genoux ne tardèrent pas à se prendre à leur tour. Les douleurs se faisaient surtout sentir la nuit. La malade éprouvait alors un sentiment de tiraillement, de tension extrême
dans les muscles de l'avant-bras. C'était comme si ceux-ci avaient voulu
se rompre.

L'année suivante, madame M... retourna aux eaux de Bourbon, et
cette fois une amélioration sensible se manifesta quelques mois après
le retour des eaux. L'hiver de 1854-1855 fut assez bon. Mais au commencement du mois de mars, le principe rhumatismal se fixa sur les
intestins sous forme de coliques venteuses que le laudanum calma
promptement. Cependant le ventre resta très-développé et sensible à
la pression.

Depuis que le rhumatisme s'est fixé sur les intestins, la douleur a
beaucoup diminué aux épaules, où elle s'était portée depuis un mois
environ.

Le 11 mars 1856, la patiente est soumise à une cure hydrothérapique.
Ce traitement lui fit du bien.

Au commencement d'avril, les douleurs se réveillèrent de nouveau.
Les doigts sont de nouveau crochus le matin, le ventre est toujours
enflé : c'est pourquoi elle se décida à essayer les bains de vapeur téré-

benthinée. Elle prit son premier bain le 10 avril à une température de 70° centigrades qu'elle ne put supporter que dix-huit minutes ; la peau était très-rouge et couverte de sueur, la tête était douloureuse. En sortant de l'étuve, douche en pluie.

La rhumatisante continua jusqu'à la fin de mai ses bains térébenthinés (trois par semaine), à une température de 50° à 55°. A cette époque, la malade allait très-bien, le ventre était revenu à son volume primitif, les douleurs avaient presque entièrement disparu, et les hygromas des tendons des fléchisseurs des doigts avaient beaucoup diminué de volume.

Au mois de juillet, notre malade ayant de nouveau ressenti quelques douleurs, recommença ses bains térébenthinés qui l'avaient tant soulagée, mais ils n'empêchèrent pas le principe rhumatismal de se porter de nouveau sur les intestins. Le ventre prit un développement considérable au point de simuler une grossesse de cinq à six mois. Il y avait en même temps de l'inappétence, des éructations fréquentes, et les digestions étaient très-lentes et pénibles. Les bains térébenthinés furent suspendus par ordre d'un praticien extrêmement distingué, M. Rambaud (de Lyon), qui lui fit la prescription suivante ; 1° lavements de laitue, 2° magnésie calcinée 0,60 avant chaque repas, 3° eau de Bussang à table. Ce traitement eut un plein succès. Au bout de quelques jours, tout avait disparu, et les douleurs rhumatismales cessèrent presque complétement pendant deux mois environ.

Vers la fin de septembre, les douleurs s'étant réveillées légèrement, la patiente recourut aussitôt à ses bains et les continua jusqu'à la fin d'octobre. L'hiver qui suivit fut bon, mais la guérison était encore éloignée. Aussi madame M... reprit-elle son traitement au mois de mai 1857 et le continua de deux jours l'un jusqu'à la fin d'octobre. A cette époque, les douleurs avaient beaucoup diminué d'intensité ; elles n'étaient plus concentrées dans les bras et les poignets comme jadis, mais disséminées dans différentes parties du corps et dans presque toutes les articulations. On aurait dit qu'elles s'étaient affaiblies en s'éparpillant. Les pieds étaient parfois légèrement atteints.

L'amélioration, comme on le voit, n'avait pas été aussi sensible que l'année dernière. Cependant elle avait gagné du terrain, et c'est pour ne pas perdre ce que nous avions gagné que la malade alla passer l'hiver à Nice, d'où elle revint au commencement de mars dans un état assez satisfaisant.

Encouragée par le résultat obtenu, elle se soumit de nouveau aux bains térébenthinés et à l'hydrotérapie et ne les cessa qu'à la clôture de la saison. Elle en prit une soixantaine, et elle était satisfaite de son état de santé. Le gonflement des poignets et des mains avait presque

entièrement disparu et les douleurs étaient presque nulles. La malade
retourna passer l'hiver à Nice, et aujourd'hui voilà neuf à dix ans qu'elle
fait ce commerce, c'est-à-dire qu'elle prend, pendant l'été, des bains
résineux associés à l'hydrothérapie, et passe les hivers à Nice.

Il est à remarquer que depuis trois ou quatre ans les douleurs rhumatismales ont presque disparu, mais elles ont été remplacées par une
gastralgie flatulente dont les accès sont très-fréquents et très-douloureux.

Août 1866. Bains de mer.

La malade qui fait le sujet de cette observation est en proie à une
affection rhumatismale diathésique.

Il est certain pour moi qu'il faut mettre sur le compte de cette diathèse et le trouble spécial de la vue, et les accidents nerveux pério-
diques constatés à une autre époque, ainsi que les coliques, le ballonnement du ventre, et enfin la gastralgie dont elle souffre depuis
trois ou quatre ans.

L'action favorable des bains térébenthinés et de l'hydrothérapie a
été ici incontestable. La malade a obtenu presque la guérison de son
rhumatisme chronique; seulement celui-ci fut, hélas! remplacé par
une gastralgie, rebelle jusqu'ici à tous les moyens employés; et c'est
pour la combattre qu'elle fait cette année une saison aux bains de
mer du Croisic. Sera-t-elle plus heureuse cette fois?

Si madame M... n'a pas été complétement délivrée de ses maux, à
la suite d'un traitement si prolongé et si persévérant par les bains
térébenthinés et l'hydrothérapie, il faut, à mon sens, en accuser
l'humidité de l'établissement hydrothérapique de Serin à Lyon où
elle eut la constance de suivre cette cure pendant dix années consécutives, humidité qui neutralisait en grande partie l'action salutaire
du traitement.

Obs. V. — M. de C..., capitaine dans un régiment de cuirassiers,
âgé de 34 ans, d'un tempérament sanguin et d'une forte constitution,
fut pris, à la suite d'une partie de chasse en Afrique, où il eut chaud et
froid, de coliques sèches intenses. C'était au mois d'octobre 1856.
Quatre jours après, il se déclara un flux de sang et les coliques redou-
blèrent d'intensité.

Au bout de quinze jours, la dyssenterie fut remplacée par une simple
diarrhée, mais en même temps le patient commença à ressentir de la
roideur dans les jarrets, ce qui ne l'empêcha pas de monter à cheval le
lendemain. Mais, en descendant de selle, il éprouva une vive douleur

dans le genou gauche qui ne tarda pas à enfler. On appliqua 25 sangsues sur la partie douloureuse ; vingt-quatre heures après, le genou droit se prit à son tour, et enfin, dans l'espace de trois jours, toutes les articulations, celles des hanches exceptées, étaient fortement engagées. La douleur était accompagnée de gonflement et de rougeur, mais il n'y avait point de fièvre, au dire du malade.

Le patient fut mis à une diète sévère ; pendant dix jours consécutifs il lui fut administré le sulfate de quinine à haute dose. Il prit, en outre, quatre bains tièdes, et, pour boisson, une tisane légèrement nitrée, mais le tout sans succès. Le rhumatisme et la diarrhée persistaient toujours.

La chaleur du lit et la transpiration augmentaient les douleurs.

Enfin, six semaines après le début de la maladie, M. de C... partit pour la France. La traversée fut très-pénible. De retour dans son pays natal, à Dijon, il était méconnaissable, tant sa maigreur était grande. La diarrhée persistait toujours. On lui administra aussitôt le sous-nitrate de bismuth, et au bout de quinze jours la régularité des garde-robes fut rétablie. On songea pour lors à combattre l'affection rhumatismale par la vératrine et la transpiration. Celle-ci provoqua une vive démangeaison dans toute l'étendue de la peau, qui ne se dissipa qu'au bout de quinze jours, mais l'affection rhumatismale ne céda pas. On lui fit prendre alors des bains de vapeur aromatique et continuer la vératrine, et le malade ne retira de tout cela qu'un grand affaiblissement. C'est pourquoi il cessa dès lors toute espèce de traitement et vint me consulter le 28 mars 1857.

La démarche est celle d'un vieillard décrépit, les reins sont rhumatisés, il y a lumbago ; les articulations des mains et des pieds, des genoux et des poignets sont roides, enflées et légèrement douloureuses. Les mouvements y déterminent des craquements ; les muscles sont engourdis ; la roideur et l'engourdissement se dissipent par l'exercice. Le sommeil est agité, l'appétit est assez bon, mais les digestions sont lentes, les garde-robes régulières.

Je conseillai à ce malade les douches froides. Les douleurs augmentèrent d'abord d'intensité ; elles passèrent à l'état subaigu, comme cela arrive ordinairement au début du traitement, puis au bout de quelques jours elles s'amendèrent.

Le 6 mars, Maillot-sac que l'on continuera de deux jours l'un, compresses échauffantes autour des pieds pendant la nuit.

Le 15. Amélioration notable. Les articulations rhumatisées commencent à désenfler au point que le malade peut passer sa bague dans ses doigts, ce qui lui était impossible avant le traitement.

Premier bain térébentiné suivi de l'immersion dans la piscine. Le pa-

tient prendra quatre de ces bains par semaine et, dans les intervalles,
douches froides.

Le 3 mai. L'amélioration continue à faire des progrès. Après ses
bains, le malade se trouve parfaitement à l'aise. Les articulations dés-
enflent sensiblement de plus en plus. Les fonctions digestives sont parfaitement rétablies, l'appétit augmente.

Le 11 juin, dix-huitième bain térébenthiné. La maladie marche déci-
dément vers une solution heureuse, et, le 18 juin, le patient cesse le
traitement après avoir fait deux mois d'hydrothérapie et pris trente
bains résineux. Il est parfaitement guéri.

Je revis le malade au mois de septembre; la guérison se maintient et
se consolide de plus en plus. Il peut se livrer aux exercices musculaires
absolument comme avant la maladie; il chasse depuis le matin jusqu'au
soir sans éprouver la moindre fatigue. Peut-être ressent-il parfois quelque roideur dans les articulations, mais c'est très-peu de chose.

J'ai eu occasion de voir M. de C... deux ou trois ans après; il était
parfaitement guéri.

Il est évident que le malade qui fait le sujet de cette observation
était atteint d'un rhumatisme articulaire chronique de la pire espèce,
ayant son siége dans les tissus fibreux et nacrés, d'où il est très-
difficile, comme on sait, de le chasser.

Lorsque ce sujet s'est présenté à mon observation, les articulations
étaient déjà enflées et difformes, et, à la longue, la maladie aurait
certainement fini par rendre les membres perclus.

RHUMATISME ARTICULAIRE CHRONIQUE ERRATIQUE, COMPLIQUÉ DE SCIATIQUE ET DE CATARRHE PULMONAIRE.

Obs. VI. — Madame Blazy, âgée de 28 ans, d'une bonne constitution,
bien réglée, et sujette depuis dix à douze ans à des douleurs, fut atteinte, au mois d'août 1848, de rhumatisme articulaire aigu auquel sur-
vécut une douleur à l'articulation métacarpo-phalangienne du pouce
droit qui persista pendant six mois ; puis elle quitta le pouce pour se
porter tantôt à la tête, tantôt sur l'estomac, tantôt au sacrum, tantôt au
petit orteil, tantôt enfin sur le nerf sciatique droit, et finalement, depuis un an, elle est fixée sur ce gros cordon nerveux. Depuis lors, la
malade est sujette à de violents accès de névralgie sciatique. Le dernier a eu lieu il y a huit jours, et il ne s'est pas encore complétement
dissipé aujourd'hui. Ce n'est pas tout : depuis plusieurs jours, madame Blazy éprouve une grande roideur dans les genoux, roideur qui

augmente par l'exercice, et, en outre, il existe une douleur à la plante du pied droit.

Il y a quatre mois, notre malade a eu, pendant huit jours, les bras tout à fait perclus. Alors la douleur se fixa dans l'épaule gauche, et dans l'articulation métacarpo-phalangienne de l'indicateur gauche, et il y a à peine huit jours que la douleur a disparu.

Il est à remarquer que, dès le début de la maladie, madame Blazy est atteinte de bâillements insolites et très-fréquents, même pendant l'acte de la mastication. Ces bâillements ont lieu par accès tous les quinze ou vingt jours.

L'état général est bon, l'appétit est conservé, mais les digestions sont lentes et laborieuses. Tous les matins, au moment de la défécation, la malade éprouve des coliques. Il y a un peu de toux avec expectoration abondante et parfois des palpitations, par un exercice forcé surtout.

Je conseillai à la malade les bains de vapeurs térébenthinées, suivis de la douche froide. Elle en prit trois par semaine. Le premier fut pris le 17 juin 1857.

9 juillet. Ces jours passés, notre malade allait très-bien. Les douleurs se taisaient complétement, malgré des courses et des fatigues excessives, lorsque, hier, elle fut prise d'une très-vive douleur à la partie supérieure du nerf sciatique, à sa sortie de l'échancrure sciatique. La face interne de l'avant-bras devint également très-douloureuse. Les souffrances durèrent toute la journée d'hier et toute la nuit qui vient de s'écouler. Ce matin le bras est libre et la douleur sciatique ne se fait plus sentir que pendant la marche.

14. Depuis hier, lumbago et douleur dans l'articulation du pouce gauche.

27. Amélioration notable.

29. Hier, vives douleurs dans l'oreille droite et la gorge. Continuer les bains résineux.

3 septembre. La malade a pris ses vingt bains. Il y a un notable amendement de tous les symptômes.

2 octobre. La malade est venue me voir aujourd'hui dans mon cabinet. Elle m'apprend que l'impulsion reçue par le traitement continue de faire des progrès et qu'aujourd'hui elle se regarde comme guérie.

Nous avons ici un exemple de rhumatisme articulaire chronique compliqué de sciatique et de catarrhe pulmonaire. L'état chronique succéda à l'état aigu et revêtit une forme erratique. Le rhumatisme, en effet, pérégrinait d'articulation en articulation, de région en région, et se fixa enfin plus particulièrement sur le nerf sciatique.

L'état fut jugé grave et difficile à guérir, et cependant vingt bains résineux suffirent pour atteindre le but désiré.

Il est à remarquer qu'après son traitement, la malade était agitée, irritable à l'excès et que quelques grands bains tièdes furent nécessaires pour calmer cet état de surexcitation.

Avant de terminer, qu'il me soit permis de faire observer que la douche, qui fut administrée après les deux premiers bains résineux, provoqua de la céphalalgie et réveilla les douleurs arthritiques. C'est pourquoi elle fut suspendue pendant quelques jours et reprise ensuite sans inconvénient cette fois.

Obs. VII. — M. l'abbé Bonjean, 49 ans, tempérament nerveux, constitution délicate, est atteint de douleurs rhumatismales depuis douze ans.

La maladie débuta à la suite d'une pêche aux écrevisses, dans la malléole externe droite ; la douleur ne se faisait sentir que pendant la nuit, mais elle était atroce.

Il y avait deux ans que M. l'abbé souffrait lorsqu'il alla aux eaux d'Allevard. Ces eaux lui furent très-salutaires ; il resta deux ans sans souffrir de ses douleurs. Mais au bout de deux ans, le poignet droit, les articulations du carpe, du métacarpe et des doigts du même côté devinrent très-douloureux pendant la nuit seulement. Le malade retourna à Allevard, mais cette fois ce fut sans succès. Les frictions sur les articulations affectées avec l'huile de Pozzy furent très-avantageuses ; elles calmèrent instantanément les douleurs. Mais l'huile de Pozzy, tout en calmant les douleurs dès qu'elles paraissaient, n'empêcha pas le rhumatisme d'envahir l'autre poignet et l'autre main, ainsi que les genoux.

Lorsque le malade se présenta, le 28 mars 1863, à mon examen, les poignets, les mains et les doigts étaient enflés et douloureux. On apercevait aux poignets des kystes multiples, siégeant dans les gaînes tendineuses des fléchisseurs. Les genoux étaient également pris. Mais les douleurs de toutes ces articulations rhumatisées n'avaient lieu, comme toujours, que pendant la nuit.

Je conseillai à ce malade les bains de vapeurs térébenthinées suivis de la douche ou de la piscine. Il en prit douze, mais très-irrégulièrement, et cependant il fut radicalement guéri de son rhumatisme. J'ai revu le patient dix-huit mois après ; la guérison s'était maintenue.

L'efficacité du traitement a été, chez ce sujet, prompte et rapide. Douze bains suffirent pour guérir un rhumatisme articulaire chronique grave qui existait depuis douze ans.

La guérison est-elle radicale? J'ai tout lieu de le supposer, attendu que le malade venant de passer un hiver dans une contrée très-humide et infestée par d'épais brouillards, les douleurs, en de pareilles conditions, n'auraient certes pas manqué de se réveiller, si la guérison n'eût été définitive.

Les kystes qui siégeaient aux poignets, le long des gaînes tendineuses, ont également disparu.

RHUMATISME ARTICULAIRE CHRONIQUE ; PERCLUSION ; BAINS TÉRÉBENTHINÉS ;
GUÉRISON.

Obs. VIII. — M. Margaud (de Tarare), 60 ans, tempérament sanguin, constitution robuste, est sujet, depuis plus de vingt ans, à des douleurs rhumatismales dans les jointures. Ce sont les poignets, les genoux, les cous-de-pied qui sont le plus souvent affectés.

La maladie se manifestait sous forme d'accès, et chaque accès durait d'un à trois mois. Au début, il y avait de la fièvre ; celle-ci finissait par se dissiper au bout de quelques jours, et les douleurs restaient seules.

Le dernier accès a eu lieu il y a un an environ ; il fut très-violent et ne dura pas plus de trois semaines, mais il laissa à sa suite un engorgement considérable dans les jointures attaquées (poignets, doigts, genoux, cous-de-pied, orteils), et un affaiblissement dans les membres inférieurs. Dès lors la marche lui fut impossible. Ce n'était pas de la paralysie, car le malade m'assure qu'il pourrait très-bien marcher si les articulations n'étaient pas enflées et douloureuses ; c'était de la perclusion.

Pendant le repos, le patient ne souffre pas du tout. La figure est très-rouge, injectée ; le sommeil est souvent interrompu ; les fonctions digestives sont excellentes.

Ce malade, pour se guérir de son rhumatisme, a eu la constance d'aller prendre les eaux d'Aix en Savoie seize années de suite, et celles de Plombières cinq années, et ce fut sans succès.

Tel était l'état du malade lorsqu'il vint réclamer mes soins. Je lui prescrivis les bains de vapeurs térébenthinées, suivis d'une douche froide de deux minutes de durée. Il en prit quarante, et il put dès lors marcher sans autre appui que celui d'une canne.

L'amélioration commença à se faire sentir après quelques bains.

Comme la contrée qu'il habite est très-brumeuse et fort humide, je lui conseillai de venir passer l'hiver à Nice où je surveillerais sa convalescence. Il y est actuellement (décembre 1864), et je le rencontre souvent se promener tout seul une bonne partie de la journée au splendide soleil de cette ville.

Le teint de la figure s'est considérablement éclairci.

Le cas était ici des plus graves ; toute l'économie était profondément infectée par le principe rhumatoïde. Il y avait diathèse rhumatismale. Les eaux d'Aix en Savoie prises pendant seize ans, et celles de Plombières pendant cinq ans, ne modifièrent aucunement cette profonde diathèse. La maladie n'avait jamais cessé, malgré tout, d'empirer, et enfin, depuis près d'un an, les membres inférieurs étaient perclus. Le patient ne pouvait plus se mouvoir, et l'on était obligé de le porter ou de le traîner dans une petite voiture à trois roues.

S'il est un cas où la merveilleuse efficacité des bains térébenthinés se soit manifestée dans toute sa puissance, c'est ici assurément.

Le malade n'est pas entièrement délivré de son rhumatisme, il est vrai ; mais s'il continue, comme je le lui ai conseillé, de suivre pendant plusieurs années le même traitement, tout fait espérer une guérison, ou du moins une très-grande amélioration, au point d'être fort peu incommodé par son rhumatisme.

Obs. IX. — M. T..., 61 ans, tempérament nervoso-sanguin, bonne constitution, santé habituelle excellente, après avoir travaillé pendant longtemps dans un bureau frais et humide, contracta des douleurs rhumatismales. Le mal débuta le 29 mars 1862, par une fatigue, un trouble du cerveau qui se dissipèrent, il est vrai, au bout de sept à huit jours ; mais aussitôt après, la plante des pieds devint douloureuse. La douleur envahit ensuite successivement les genoux, les épaules, les coudes, les poignets, et enfin toutes les articulations des mains. Celles-ci sont enflées et les mouvements très-pénibles et très-difficiles, à tel point que le patient est forcé de garder le lit, et l'on est obligé de le faire manger, car il lui serait impossible de porter ses mains à la bouche.

Toutes les fonctions s'exécutent régulièrement ; il y a seulement une constipation opiniâtre.

Tel était l'état du malade le 7 mai 1862, lorsque je le vis pour la première fois. Je lui conseillai les bains de vapeurs térébenthinées. Il en prit vingt, et il obtint une guérison complète.

Le malade qui fait le sujet de cette observation fut promptement amélioré et enfin guéri par les bains résineux. Au bout de quelques jours, en effet, il pouvait déjà manger seul et faire deux ou trois cent pas sans trop de fatigue.

La cure a été faite en deux fois. La première fois les bains, au nombre de quinze, ont été administrés sans douche ni piscine. Le patient en sortant de l'étuve était couché dans un cabinet à côté, sur un lit de camp, où il continuait de transpirer pendant vingt minutes ou une demi-heure, enveloppé dans une couverture de laine.

A la seconde reprise du traitement, les bains ont été suivis de la douche, à la grande satisfaction du malade qui acquit rapidement de la force et de la souplesse.

J'ai revu M. T... deux ans après; la guérison s'est maintenue, seulement de temps à autre il éprouve quelques douleurs rhumatismales de peu d'importance.

RHUMATISME BLENNORRHAGIQUE CHRONIQUE; BAINS TÉRÉBENTHINÉS; GUÉRISON.

Obs. X. — M. C..., médecin aide-major dans un régiment de cavalerie, 28 ans, tempérament bilieux, se coucha un jour du mois d'août 1851, sur l'herbe où il s'endormit. A son réveil il avait froid, et le soir même il fut pris de fièvre, et le lendemain il ressentit une douleur avec chaleur, rougeur et gonflement dans le genou gauche.

Il est à remarquer que ce sujet était atteint de blennorrhagie et que l'écoulement diminua après l'invasion du rhumatisme.

Il se traita par des compresses d'eau éthérée, des cataplasmes laudanisés, des purgatifs, etc., et la blennorrhagie fut combattue par le copahu et les injections au nitrate d'argent.

Au bout d'un mois ou six semaines, il put se lever et marcher, mais pendant très-longtemps cette articulation fut roide, empâtée, et ses mouvements étaient accompagnés de craquement. Le malade se fit alors administrer des douches de vapeurs locales qui rétablirent l'articulation dans son état primitif; seulement le genou resta longtemps plus gros que l'autre.

Au mois d'août 1852, M. C... contracta une nouvelle blennorrhagie, et peu de temps après la hanche gauche devint le siége d'une vive douleur, qui fut dissipée au bout de quelques semaines par des bains de vapeurs et des frictions avec le baume Opodeldoch.

Au mois de juillet 1855, nouvelle blennorrhagie suivie d'une douleur intense dans l'épaule gauche. Les moindres mouvements de cette articulation causaient d'atroces souffrances. La guérison n'eut lieu qu'au bout de deux mois.

Enfin, au mois de juin 1856, à la suite d'une quatrième blennorrhagie, l'articulation tibio-tarsienne gauche se rhumatisa à son tour. Tout le pied est enflé, surtout à la malléole interne, les mouvements sont difficiles et très-pénibles. Le pied droit est aussi un peu douloureux et légèrement enflé. L'épaule gauche est prise également, et il y a en outre lumbago.

Tel était l'état du malade lorsqu'il vint réclamer mes soins le 23 août 1856. J'ordonnai les bains de vapeurs térébenthinées combinées à l'hydrothérapie. Il prit dix-huit bains suivis de la douche ou de la piscine; des douches en pluie et en jet furent administrées dans la journée, ainsi que des douches locales sur le pied rhumatisé, et le malade obtint, malgré la brièveté du traitement qui ne dura que vingt jours, une très-grande amélioration. L'enflure du pied avait considérablement diminué, il ne restait plus qu'un peu d'empâtement à la malléole interne, les mouvements de l'articulation tibio-tarsienne et des autres articulations du pied sont beaucoup plus libres, la douleur de l'épaule et le lumbago ont complétement disparu.

Je revis M. C... deux ans après. Il m'apprit que l'impulsion reçue par le traitement s'était continuée jusqu'à parfaite guérison.

L'existence du rhumatisme blennorrhagique niée par plusieurs observateurs a été mise hors de doute par M. Rollet (de Lyon). Ce praticien cite un grand nombre d'observations qui prouvent la solidarité du rhumatisme et de la blennorrhagie. Le fait que je viens de rapporter vient à l'appui de cette doctrine. Quatre fois en cinq ans, le malade contracta une blennorrhagie, et quatre fois celle-ci se compliqua de rhumatisme. Celui-ci fut mono-articulaire les trois premières fois, et la dernière fois il affecta trois articulations. Il est à remarquer qu'un des caractères du rhumatisme blennorrhagique est d'affecter un très-petit nombre d'articulations et le plus ordinairement une seule.

Le malade qui fait le sujet de cette observation est intimement convaincu que la blennorrhagie a toujours été la cause de ses atteintes de rhumatisme, car il a observé plusieurs fois cette coïncidence dans sa pratique militaire.

Je regrette vivement d'avoir négligé de prendre des renseignements sur la marche de la blennorrhagie pendant le rhumatisme; mais alors le rhumatisme blennorrhagique m'était inconnu, et partant cette observation a été recueillie sans aucune idée préconçue, car je croyais avoir affaire à un rhumatisme vulgaire; seulement je pensais que l'écoulement blennorrhagique pouvait réveiller le principe rhumatoïde assoupi, existant à l'état latent dans l'organisme. Ce n'est que depuis la lecture du livre de M. Rollet sur *la syphilis, le chancre et la blennorrhagie*, publié à Paris en 1861, qu'il m'a été donné d'interpréter d'une manière convenable l'observation que je viens de relater.

Je pourrais rapporter un bien plus grand nombre d'observations qui prouveraient l'efficacité des bains de vapeurs térébenthinées soit seuls, soit associés à l'hydrothérapie, car depuis dix ans je ne traite pas autrement le rhumatisme articulaire chronique ; mais celles que j'ai relatées dans cet article suffisent pour atteindre mon but. Puisse la nouvelle méthode se généraliser promptement dans l'intérêt de l'humanité ! M. le docteur Chevaudier vient de la mettre à la portée de toutes les bourses. Les bains de vapeurs térébenthinées peuvent désormais être pris à domicile, chez soi, à très-peu de frais. On ne saurait trop conseiller aux médecins ruraux surtout de se munir de l'appareil Chevaudier ; il leur rendra de grands services. Le cas échéant, la douche peut être remplacée à domicile par les lotions ou les affusions froides.

CHAPITRE III.

DU RHUMATISME MUSCULAIRE.

Le rhumatisme musculaire est ordinairement apyrétique. Nous en citons cependant deux cas qui étaient accompagnés de réaction intense et qui se terminèrent par la mort.

Le rhumatisme musculaire est aigu ou chronique. Il ne sera question ici que du premier, le second étant de très-peu d'intérêt. Celui-ci est caractérisé par des douleurs vagues, diffuses, mobiles, de l'inquiétude dans les jambes, par un sentiment de brûlure à la plante des pieds ou à la paume des mains. Les douleurs sont quelquefois plus prononcées ; elles augmentent ordinairement par la chaleur du lit et à l'approche des changements de temps.

Chez certains sujets, le rhumatisme articulaire chronique est un véritable thermomètre qui annonce exactement le changement de température et les variations atmosphériques.

L'hydrothérapie, les eaux thermales sulfureuses surtout, les frictions irritantes, etc., sont particulièrement indiquées dans cette forme de rhumatisme.

Je ne m'étendrai pas davantage sur le rhumatisme musculaire

chronique pour passer à la forme aiguë qui est de beaucoup la plus importante.

§ I. — Étiologie.

D'après mes observations, le rhumatisme articulaire aigu attaque de préférence les hommes, et cela est facile à comprendre. Ce sont les hommes, en effet, qui sont les plus exposés aux intempéries des saisons et aux injures du temps, au milieu des rudes travaux des champs. — Nos observations ont été pour la plupart recueillies chez des paysans, à Sancerques (Cher), où nous avons exercé la médecine pendant treize ans environ.

L'âge de trente à cinquante ans semble favoriser le développement du rhumatisme musculaire aigu. Cependant j'ai eu occasion d'observer un rhumatisme des muscles des deux membres pelviens chez une petite fille de huit ans, qui guérit, comme par enchantement, par les frictions avec l'eau sédative de Raspail; et un rhumatisme des muscles des parois thoraciques d'abord, puis des muscles de l'épaule droite (scapulodynie), chez un garçon de douze ans. Il y avait chez lui de la fièvre. Enfin j'ai soigné un enfant de cinq ans d'un rhumatisme musculaire des membres.

Contrairement à ce qui arrive pour le rhumatisme articulaire, les saisons les plus favorables au développement du rhumatisme musculaire sont, toujours d'après mes observations, les saisons chaudes (juin, juillet, août).

Quant aux causes occasionnelles, elles sont absolument les mêmes que celles du rhumatisme articulaire, à savoir : l'impression du froid et surtout du froid humide, d'un courant d'air, la répercussion de la sueur, la pluie, le sommeil couché sur la dure ou le gazon humide, les excès de fatigue, un exercice inaccoutumé des muscles, un effort violent instantané, par exemple.

La cause agit très-promptement. Il y a quelques jours, je fis un voyage pendant la nuit; j'eus froid aux reins, et un quart d'heure à peine après être descendu de voiture, je fus pris d'un lumbago très-intense qui m'interdit toute espèce de mouvement pendant deux ou trois jours.

§ II. — Symptomatologie.

Le symptôme caractéristique et constant du rhumatisme musculaire est la douleur. Elle est plus ou moins vive, s'exaspère par la contraction des muscles affectés et augmente ordinairement pendant la nuit.

La douleur n'est jamais ici accompagnée ni de gonflement ni de rougeur, mais il y a de la chaleur. L'appareil fébrile fait généralement défaut. Cependant nous en avons relaté quelques exemples qui étaient accompagnés d'une vive réaction.

Le rhumatisme musculaire est sujet à récidiver; il va, vient, revient d'une manière inexplicable.

Sa durée a été généralement très-courte chez les sujets que nous avons observés. Suivant les auteurs, elle est de deux ou trois jours à plusieurs semaines, et on l'a vue quelquefois persister des années entières, mais avec des rémittences bien entendu.

Le rhumatisme musculaire peut siéger dans toutes les régions; il prend différents noms, suivant les parties qu'il occupe. Ainsi, on distingue les variétés suivantes :

GRAVEDO OU RHUMATISME ÉPICRANIEN. — C'est celui qui siége dans la couche fibro-musculaire qui revêt les os du crâne. Il peut occuper la totalité ou la moitié seulement de cette couche. Dans ce dernier cas, on en a fait une variété de l'hémicranie. Il est fréquent chez la femme. Tantôt il est fixé à la nuque, tantôt au vertex, et il est parfois si douloureux que le malade ne peut garder aucune coiffure sur la tête. La contraction du muscle occipito-frontal exaspère aussi les douleurs. J'ai eu occasion d'observer quelquefois ce rhumatisme. Il s'est toujours dissipé spontanément.

Les moyens conseillés pour le combattre sont : les sangsues aux tempes, aux apophyses mastoïdes, les vésicatoires sur la tête, les affusions froides, etc.

Je n'ai jamais observé le rhumatisme du muscle crotaphyte, ni celui des muscles de la joue et des paupières, ni celui de la langue (Morgagni), ni celui des muscles moteurs des yeux ou du larynx.

TORTICOLIS. — C'est le rhumatisme des muscles du cou, principalement du sterno-cléido-mastoïdien. On l'appelle ainsi à cause de la position du cou qui ne peut se tenir que de travers et dans un état de torsion (*tortum collum*).

Il est plus fréquent chez l'homme que chez la femme, à cause sans doute de l'habitude qu'a l'homme de porter la cravate. Le cou de la femme, étant toujours nu, supporte mieux les injures du temps.

Les moindres mouvements sont très-douloureux. Aussi le patient meut-il le tronc tout d'une pièce pour se tourner vers les objets qu'il veut voir. Il tient la tête inclinée en avant, sur le côté ou en arrière, suivant les muscles affectés, afin de tenir ces muscles dans le relâchement.

Quelquefois la douleur du torticolis s'exaspère d'une manière irrégulièrement intermittente. Le sulfate de quinine est alors indiqué. Nous avons guéri par ce moyen un sujet qui était malade depuis cinq à six jours.

PLEURODYNIE. — C'est le rhumatisme des muscles des parois thoraciques. Il se révèle par une douleur vive, lancinante, siégeant ordinairement près du sein.

Sur neuf observations que j'ai recueillies, sept fois le point de côté siégeait à droite. C'est le contraire de ce qu'a observé le docteur Gaudet, qui a trouvé onze fois sur treize le côté gauche affecté.

La loi pathologique que ce médecin a voulu établir, loi d'après laquelle le côté gauche serait *incomparablement* plus souvent atteint de pleurodynie que le côté droit, n'est donc pas confirmée par l'observation clinique. Ceci prouve une fois de plus qu'il ne faut pas se hâter de généraliser. C'est là une funeste tendance en médecine comme ailleurs.

Lorsque la pleurodynie est accompagnée de toux, de fièvre et surtout de crachats sanguinolents, comme je l'ai vu deux fois, on peut très-bien la confondre avec la pleurésie sèche ou la pleuro-pneumonie, d'autant plus que la percussion d'une part, provoquant la contraction des muscles affectés, fait percevoir une sonorité un tant soit peu moins claire que dans l'état normal ; d'autre part, la respiration est plus obscure du côté malade que du côté sain, par la raison toute simple que la paroi costale se dilate moins, à cause de la douleur, du côté malade que du côté sain. J'avoue que je me suis trouvé quelquefois embarrassé en présence de cette affection, comme on peut le voir par les observations I. IV et VI.

Cependant par un examen attentif et minutieux de circonstances antérieures et des symptômes actuels, on finit toujours par distinguer la pleurodynie des affections aiguës de la poitrine. Et d'abord la douleur pleurodynique est plus intense que la douleur pleurétique. La pression, l'inclinaison du tronc, les mouvements du thorax exaspèrent la douleur. Ces caractères appartiennent aussi à la douleur de la pleurésie. La percussion et l'auscultation pratiquées avec soin dissiperont tous les doutes, et enfin ce n'est que dans des cas rares que la pleurodynie est accompagnée de fièvre et de toux.

La pleurodynie peut encore être confondue avec la névralgie intercostale. Mais la névralgie se reconnaît à une douleur lancinante qui suit exactement le trajet d'un des nerfs intercostaux. Il existe, en outre, une douleur plus lancinante, mais continue, qui occupe deux ou trois points isolés, correspondant aux endroits par lesquels entrent et sortent les rameaux nerveux qui se distribuent aux muscles et à la peau. La pression sur la gouttière vertébrale dans le point où le nerf intercostal prend naissance, détermine une douleur vive qui suit le trajet du nerf.

Il arrive quelquefois que le rhumatisme des muscles des parois thoraciques s'étend, se propage à la plèvre et donne naissance à une véritable pleurésie latente ou aiguë. De là l'indication de combattre énergiquement cette affection par les sangsues, les ventouses scarifiées, les vésicatoires, les boissons diaphorétiques, etc.

LUMBAGO. — C'est le rhumatisme des muscles de la région lombaire. Il occupe un seul côté ou les deux côtés à la fois. La douleur est plus ou moins vive, suivant l'intensité de la maladie. Quelquefois elle est telle que le patient demeure cloué, immobile sur son lit, car les moindres mouvements l'exaspèrent cruellement. Si le lumbago est moins intense, le malade peut encore marcher, mais sa démarche a quelque chose de particulier; il meut le tronc, tout d'une pièce, et quand il veut s'asseoir ou se baisser, il tient dans l'immobilité la plus complète possible toute la colonne vertébrale.

Le lumbago peut s'accompagner de fièvre, il peut même être précédé de frissons et de chaleur fébrile.

Le lumbago peut se terminer en quelques jours ou persister des mois entiers. Il est très-sujet à récidiver, de sorte que celui qui en a été atteint une fois peut être presque assuré d'être visité de nouveau par son hôte incommode. Le pronostic doit donc être plus grave que celui des autres rhumatismes musculaires.

Le lumbago se distingue des douleurs lombaires qui précèdent les fièvres exanthématiques et surtout la variole, ou qui accompagnent la péritonite, les maladies des reins, du rectum, de l'utérus ou de l'anévrisme de l'aorte abdominale, par l'exaspération des douleurs que causent l'extension et la flexion du rachis; car, dans toutes les maladies que nous venons d'énumérer, les mouvements n'augmentent nullement les douleurs lombaires.

La méningite spinale donne lieu également à l'exaspération de la douleur par les mouvements; mais ici il y a, en outre, de la fièvre, des contractions dans les membres pelviens qui sont en même temps très-douloureux et dont la sensibilité est augmentée. Enfin, les abcès qui se forment dans l'épaisseur des muscles sacro-lombaires s'accompagnent d'une tuméfaction locale et d'un mouvement fébrile qui manquent dans le lumbago.

Psoïtis. — C'est le rhumatisme des muscles psoas. Il est rare. Je ne l'ai observé qu'une fois dans le cours de ma pratique : il est caractérisé par une douleur très-vive dans les lombes; mais son signe pathognomonique est le suivant : le malade, à cause de la douleur propre du muscle grand psoas, est obligé de tenir la cuisse dans un état immobile de flexion, le genou en l'air et le pied près de la fesse. Il lui est impossible, sous peine de douleurs atroces, d'étendre le membre malade ni de lui faire exécuter un mouvement de rotation en dehors.

Rhumatisme préabdominal. — Le rhumatisme des parois abdominales est également très-rare. Je ne l'ai observé que deux fois (obs. VII et VIII) Il est caractérisé par une douleur spontanée très-aiguë qui s'exaspère par la pression et surtout (ce phénomène est caractéristique) par les mouvements qui exigent la contraction des muscles abdominaux. De là le décubitus dorsal et l'immobilité du malade.

Il est impossible, ce me semble, de confondre ce rhumatisme avec la péritonite, car il n'est accompagné ni de fièvre, ni de vomissements, ni des autres symptômes généraux constants dans la péritonite.

Il est important de combattre ce rhumatisme par un traitement énergique, dès le début, par de larges applications de sangsues, les bains, les cataplasmes émollients, l'application d'un large vésicatoire, les topiques irritants, etc., car il peut, suivant les auteurs, donner naissance à une péritonite.

Selon M. Genest, le rhumatisme préabdominal est incomparablement plus fréquent chez les femmes que chez les hommes, et l'état puerpéral y prédispose d'une manière singulière.

Selon M. Requin, le travail de l'enfantement serait une cause fréquente de ce rhumatisme, car, dit-il, l'exercice forcé d'un muscle est, pour ce muscle, une cause ordinaire de rhumatisme. Or n'y a-t-il pas dans l'accouchement des efforts inaccoutumés et excessifs de la part des muscles des parois abdominales, pour aider et mener à fin l'action expulsatrice de l'utérus?

Rhumatisme du diaphragme. — Il n'est point question de ce rhumatisme dans les ouvrages de médecine. Cependant son existence ne saurait être révoquée en doute après l'observation qu'a faite sur sa propre personne et la description qu'en a donnée le docteur Nesbit-Chapman, professeur d'obstétrique à l'hôpital de Long-Island-College. M. Nesbit-Chapman attribue la cause de sa maladie aux secousses violentes occasionnées par le cahot d'une voiture de louage mal suspendue. Il faut y ajouter une prédisposition rhumatismale marquée. Les symptômes étaient les suivants : respiration effectuée seulement et exclusivement par les mouvements des côtes supérieures, élancements, douleurs violentes à chaque inspiration se propageant de l'épine aux marges des côtes, difficulté du bâillement et de l'éternument, tension des parois abdominales, manque de force pour pousser en bas et aider à l'expulsion de l'urine et des fèces, une sorte d'obstacle à la circulation, enfin état de dilatation des poumons et absence du murmure vésiculaire à la base de la poitrine. Il est difficile de ne pas reconnaître à ces signes la réalité d'une implication primitive ou secondaire du diaphragme.

1 centigramme de morphine toutes les heures, une cuillerée à thé de liqueur anodine d'Hoffmann mêlée à 10 gouttes de chloroforme chaque demi-heure, de forts sinapismes sur le siége de la douleur : telle fut la médication dirigée contre ces accidents qui ne manquaient pas de gravité. Elle en triompha rapidement, car après trois heures de son emploi, le malade, qui à chaque dose éprouvait un soulagement progressif, fut pris d'un sommeil paisible. Au bout de huit jours et après quelques alternatives constituées par le retour très-atténué de quelques-uns des symptômes précédents, le rétablissement était complet. Il restait toutefois un état de faiblesse anémique et un dégoût très-prononcé pour les aliments. Il n'est pas sans intérêt de noter que les préparations de quinquina et de colombo demeurèrent impuissantes contre cet état morbide consécutif des fonctions digestives, tandis qu'il fut heureusement modifié par la liqueur de Bourbon (Bourbon whiskey), prise tous les jours à la dose d'un petit verre.

(Journal de méd. de Bordeaux, septembre 1864.)

Le rhumatisme musculaire des membres n'a point reçu de dénomination spéciale, à l'exception de celui des muscles de l'épaule qu'on désigne sous le nom de *scapulodynie*. Il est caractérisé, comme nous l'avons déjà dit, par la douleur et, règle générale, il est plus mobile que les rhumatismes que nous venons de passer en revue. Il voyage et saute d'un muscle à un autre muscle, d'un membre à un autre membre, avec la plus grande facilité.

Les auteurs ont remarqué que les muscles des membres ne sont pas tous également disposés à être rhumatisés. En général, les muscles les plus rapprochés du tronc et les plus épais, tels que le deltoïde, le fessier, le biceps et le triceps, sont le plus fréquemment affectés.

Le rhumatisme musculaire complique très-souvent le rhumatisme articulaire.

Le rhumatisme musculaire des membres peut être confondu avec la névralgie de ces mêmes membres. Cependant le trajet que suit la douleur, trajet qui correspond exactement aux branches et aux rameaux d'un nerf, indique de suite la nature et le siége de l'affection névralgique. Dans celle-ci d'ailleurs, la douleur est indépendante de la contraction des muscles. Le contraire a lieu dans le rhumatisme.

Les douleurs syphilitiques se distinguent aussi par leur indépendance des mouvements et des contractions musculaires, indépendamment des autres symptômes caractéristiques de la syphilis. Il faut en dire autant des douleurs saturnines; celles-ci d'ailleurs simulent parfaitement une courbature.

§ III. — PRONOSTIC.

Dans l'immense majorité des cas le rhumatisme musculaire est très-peu sérieux. Cependant nous avons avons dit que la pleurodynie peut se transformer en pleurésie, et le rhumatisme préabdominal en péritonite. Le lumbago persiste souvent très-longtemps, se montrant rebelle à toute espèce de traitement. Le rhumatisme diaphragmatique peut être très-grave. Enfin, n'oublions pas que deux de nos malades ont succombé (obs. VII et VIII). Ces sujets étaient-ils vraiment atteints de rhumatisme musculaire? Je le crois. Le lecteur, du reste, pourra en juger par la lecture attentive de leur histoire. Leur mort doit être attribuée, ce me semble, à l'extension ou bien à une métastase du mal sur quelque organe important à la vie.

Lorsque le médecin est interrogé sur la gravité et l'issue de la maladie, il doit donc, tout en encourageant, porter un pronostic réservé, car rien n'est plus fâcheux aux yeux du vulgaire que l'erreur du praticien à l'endroit du pronostic. C'est pour lui une preuve évidente d'ignorance. Il ne faut pas non plus, comme le font les charlatans, aggraver toujours le pronostic pour s'attribuer ensuite les honneurs de la guérison. Ces praticiens sont indignes du nom de médecin et déshonorent le plus noble des arts.

§ IV. — NATURE DU RHUMATISME MUSCULAIRE.

Le rhumatisme musculaire est-il de la même nature que le rhumatisme articulaire? La plupart des pathologistes le croient, mais M. Roche ne partage pas cette opinion, car il classe le rhumatisme musculaire parmi les névroses. M. Gaudet le croit musculaire et fibreux tout à la fois, mais non de la nature des névralgies : 1° parce qu'il se développe là où il y a des fibres charnues et aponévrotiques; 2° parce qu'il chemine le plus souvent suivant le trajet des fibres musculaires et tendineuses; 3° enfin, parce qu'il suit des trajets qui ne correspondent pas à des nerfs connus. Toutes ces objections, suivant les auteurs du *Compendium*, loin de renverser l'opinion de ceux qui voient dans le rhumatisme musculaire une névralgie des ramuscules nerveux, ne font, au contraire, que la confirmer.

Si le rhumatisme ne suit pas de trajet bien déterminé, c'est précisément parce que l'*atmosphère nerveuse*, vers laquelle aboutissent les filets nerveux les plus déliés, se trouve dans toutes les parties des muscles. D'après ces auteurs, le rhumatisme musculaire serait donc la névralgie des fibrilles nerveuses les plus ténues qui s'irradient dans les muscles, tandis que les névralgies ordinaires affectent les troncs et les rameaux isolés des nerfs.

Ce qu'il y a de certain, c'est que ces deux affections, le rhumatisme musculaire et la névralgie, se compliquent et se succèdent souvent l'une à l'autre. La sciatique, par exemple, succède assez fréquemment au lumbago. Mais d'un autre côté, on voit très-souvent le rhumatisme musculaire et articulaire sévir chez le même individu.

Maintenant, si on me mettait en demeure de me prononcer sur la nature du rhumatisme musculaire, j'adhérerais à l'opinion des auteurs du *Compendium*, par la raison unique, mais péremptoire, que les bains de vapeurs térébenthinées, qui sont si efficaces contre le rhumatisme articulaire chronique, le sont beaucoup moins contre le rhumatisme musculaire. *Naturam morborum curationes ostendunt.*

§ V. — Traitement.

Dans le rhumatisme musculaire aigu, nous commençons presque toujours par conseiller les frictions souvent réitérées avec l'eau sédative de Raspail, et pendant la nuit nous faisons appliquer un cataplasme fortement laudanisé sur les parties douloureuses, et administrons une pilule de 3 centigram. d'extrait thébaïque. Le liniment, composé de parties égales de baume tranquille et de chloroforme, peut remplacer avantageusement les cataplasmes. Il calme généralement la douleur d'une manière presque instantanée.

Ce traitement réussit ordinairement, mais s'il échoue, nous faisons appliquer les sangsues, et cela particulièrement dans la pleurodynie, qui ne résiste jamais à une ou deux applications de ces annélides. Les vésicatoires sont utiles dans les douleurs rhumatismales opiniâtres; ils nous ont rendu souvent de grands services. Les sels de morphine par la méthode endermique, ou mieux sous-hypodermique, sont également indiqués.

Les préparations de quinquina, et surtout le sulfate de quinine, sont efficaces dans le rhumatisme musculaire, dont les paroxysmes se déclarent plus ou moins périodiquement.

Les bains de vapeurs, les fumigations, les douches, les eaux thermales sont conseillés par tous les praticiens; mais il ne faut pas y songer dans les campagnes. Peut-être pourrait-on retirer de bons effets de l'hydrothérapie domestique et de l'acupuncture, moyens parfaitement praticables dans la médecine rurale.

Je vais maintenant relater ici quelques-unes des observations les plus intéressantes de ma collection, qui viendront à l'appui des réflexions qui précèdent.

PLEURODYNIE.

Obs. I. — La domestique de M. le curé de Lugny (Cher), âgée de 43 ans, d'un tempérament bilieux, d'une santé débile, mal réglée depuis cinq ou six ans, me fit mander le 28 avril 1850. Cette fille a été atteinte, au mois de janvier dernier, de pleurésie, et depuis elle a toujours été malade. Avant-hier, après avoir fait du pain, elle sortit un instant étant en transpiration. Le froid la saisit, et dans la nuit elle fut prise de légers frissons qui durèrent jusqu'au jour. Il se déclara en même temps une douleur superficielle musculaire à la partie postérieure et inférieure du dos à gauche ; elle correspond à l'épaule du même côté et s'exaspère par la pression. Hier il se déclara une petite toux sèche avec une légère dyspnée (32 inspirations par minute); la nuit fut sans sommeil, ou bien si la malade s'assoupissait, elle était tourmentée par des rêvasseries pénibles. Aujourd'hui, elle accuse de la céphalalgie et un sentiment de courbature dans les membres. La langue est blanche, humide, la soif vive, mais la bouche n'a point de mauvais goût; selles régulières, peau moite, pouls petit, faible, à 72.

Quelques jours avant de tomber malade, cette fille avait été atteinte de torticolis et d'une douleur très-aiguë sur le faîte de la tête, qui s'irradiait à la tempe droite. Cette douleur disparut spontanément au bout de deux jours.

Prescription : douze sangsues *loco dolenti*, une pilule de 0,03 d'extrait d'opium tous les soirs en se couchant. Deux jours après, guérison.

On aurait pu confondre parfaitement cette légère affection avec une pleurésie commençante. La cause de la maladie, la toux, le point de côté, la céphalalgie, la courbature, l'appareil fébrile, tout se réunissait pour induire le praticien en erreur. Ce n'est qu'à la lenteur du pouls, aux antécédents et aux commémoratifs, ainsi qu'à l'exaspération de la douleur thoracique par la pression, qu'il m'a été donné de saisir la véritable nature de la maladie.

PLEURODYNIE.

Obs. II. — Le père Santard, du canton de Sancergues (Cher), vieillard de 70 ans, usé et cassé, tomba malade le 7 juillet 1847. Je le vis le 10 pour la première fois; il se plaint d'un point de côté très-aigu sous le sein droit qui l'empêche de respirer librement. Il y a en même temps de la toux qui est habituelle chez lui, et une expectoration muqueuse. Le malade m'affirme avoir rendu des crachats sanguinolents; on perçoit du râle muqueux à la partie postérieure du poumon droit, mais pas de matité. Le malade est en proie à une grande agitation, et la nuit il délire. La tête est douloureuse, la langue blanchâtre et tend à se dessécher; la soif est vive; trois selles depuis qu'il est malade; urines rouges et fortes en odeur; pouls plein, vibrant, à 88 pulsations par minute.

Je le dis en vérité, j'étais ici fort embarrassé; j'ignorais si j'avais affaire à une pleurodynie ou à une pleuropneumonie. Les symptômes

généraux, d'une part, me faisaient incliner vers cette dernière affection ; d'autre part, l'absence des signes sthétoscopiques me faisait
hésiter à me prononcer. Ces signes, du reste, depuis sept jours, auraient eu tout le temps de se déclarer, ce me semble. Néanmoins, je
le répète, j'étais fort indécis. Devais-je ouvrir la veine ou bien m'en
abstenir ? L'âge et la constitution délabrée du sujet me firent adopter
un moyen terme, et je prescrivis une application de douze sangsues
sur la partie douloureuse et une potion stibiée. Le lendemain, mon
malade était guéri. Évidemment, c'était bien à une pleurodynie compliquée d'embarras gastrique que j'avais affaire ; car une maladie
phlegmasique n'eût pas disparu si rapidement.

PLEURODYNIE.

Obs. III. — M. Chadefaux, marchand de nouveautés à Sancergues, âgé
de 40 ans, ayant déjà eu quatre ou cinq maladies aiguës de la poitrine,
fut saisi tout à coup, le 20 juillet, en revenant de faire une longue course
à pied, d'un point de côté très-aigu sous le sein droit, de lassitude générale, et bientôt après de toux sèche. L'auscultation fait percevoir
quelques râles sibilants à la partie postérieure des poumons ; la respiration paraît un peu plus assurée à droite ; la percussion augmente la
douleur du côté qui est superficielle. Quelques jours avant, il avait déjà
ressenti une douleur rhumatismale dans les muscles du cou et de la
tête, douleur qui disparut spontanément au bout de deux jours. L'absence des symptômes de réaction et les antécédents m'éclairèrent sur
la nature de la maladie. J'agis en conséquence.

Une application de quinze sangsues sur le siége de la douleur et des
cataplasmes arrosés de laudanum la jugulèrent rapidement.

PLEURODYNIE.

Obs. IV. — Dans la nuit du 10 au 11 avril 1849, la veuve Cognot (de
Saint-Martin des-Champs), âgée de 49 ans, ressentit des frissons le long
du dos (il est à remarquer que cette femme est sujette à ces sortes de
frissons qui disparaissent en provoquant la transpiration, mais cette
fois il n'en fut pas de même) ; elle fut prise en même temps d'une douleur aiguë dans le côté droit de la poitrine, douleur qui s'irradiadiait
au bras du même côté et augmentait par les mouvements et la pression.
Il y avait un peu de toux et quelques crachats sanguinolents. Rien d'a-
normal à la percussion et à l'auscultation. Tête lourde, bouche amère,
pâteuse ; langue blanche au milieu ; soif modérée ; légère trace de
fièvre.

Le 12 avril, émétique en lavage.

14 avril. L'émétique a décidé quatre vomissements bilieux et trois selles de même nature. Le point de côté persiste, la fièvre a redoublé ce matin, la figure est rouge, injectée ; assoupissement continuel, pouls petit, mou, à 116 ; anorexie, langue blanche, soif modérée, nausées ; urines sédimenteuses. La toux persiste toujours ; rien à l'auscultation.

Quelle est la nature de cette maladie ? est-elle inflammatoire ou rhumatismale ? Je prescrivis des frictions avec l'eau sédative, et une potion avec l'oxyde blanc d'antimoine, et la malade ne tarda pas à recouvrer la santé. C'est donc à un rhumatisme que nous avons eu affaire. Mais les troubles généraux que l'on remarquait chez cette malade étaient-ils provoqués par l'affection rhumatismale ou par quelque autre affection latente ? Ce fut évidemment par l'affection rhumatismale, car ils disparurent avec elle.

PLEURODYNIE.

Obs. V. — La femme Cormery (de Sagny), âgée de 53 ans, mère de neuf enfants, d'une bonne constitution, me fit mander le 9 janvier 1850. Elle est malade depuis huit jours : frissons intenses, céphalalgie, sommeil interrompu et troublé par des rêves pénibles, bouche pâteuse, langue blanche, anorexie, soif vive, la nuit seulement, ventre souple, indolent, pas de selles depuis deux jours. Depuis trois jours, point de côté à droite qui gêne la respiration ; le bras du même côté est également douloureux. Le premier jour, le point de côté siégeait sous le sein gauche ; toux sèche, fréquente, qui exaspère les douleurs ; rien à l'auscultation ; pouls petit, à 90. Hier la malade a eu une syncope qui a duré une demi-heure.

Il y a ici évidemment autre chose que la pleurodynie, car pendant les cinq jours qui ont précédé l'apparition de la douleur thoracique, cette femme était mal à son aise ; la tête était douloureuse, l'appétit était nul ; il y avait de la constipation.

Quoi qu'il en soit, l'application d'un vésicatoire sur la partie douloureuse et l'administration d'une bouteille d'eau de Sédlitz lui rendirent la santé.

Je ne relaterai pas d'autres observations de pleurodynie : les précédentes suffisent, si on les lit attentivement, pour mettre en garde le praticien contre les chances d'erreur. Il faut pour cela interroger avec soin tous les organes, particulièrement ceux de la respiration,

RHUMATISME PRÉABDOMINAL.

Obs. VI. — Une femme veuve, âgée de 40 ans, après avoir été mouillée par l'orage, fut prise de douleurs abdominales très-violentes. Le moindre mouvement retentissait dans cette cavité. Aussi la malade demeurait-elle immobile, clouée sur son lit de douleur. La pression augmentait la souffrance, il est vrai, mais beaucoup moins que les mouvements du corps, comme par exemple l'action de se retourner ou de s'asseoir sur le lit.

Les traits de la figure expriment la souffrance ; point d'appétit, bouche pâteuse, mais point de soif ni de fièvre. La malade ne va pas à la garde-robe, et ne le désire pas à cause du mal cruel qu'elle serait forcée d'endurer en se mettant sur le pot.

L'absence de toute réaction, et particulièrement des vomissements, me fit écarter de suite l'idée d'une péritonite à laquelle mon esprit s'était au premier abord reporté. Le siége de la douleur dans les parois antérieures et latérales de l'abdomen, sa diffusibilité, son exaspération par le toucher, et surtout par les mouvements, me mirent sur la voie de la vérité. Je m'arrêtai donc à l'idée d'un rhumatisme préabdominal, et par conséquent je prescrivis des frictions avec un liniment fortement opiacé, qui calmèrent considérablement la douleur ; puis je fis appliquer sur le ventre des compresses imbibées d'eau sédative de Raspail qui la firent promptement disparaître.

C'est le seul cas de rhumatisme préabdominal qui se présenta à mon observation. On sait que Chomel a attiré d'une manière particulière l'attention des médecins sur cette espèce de rhumatisme.

LUMBAGO AVEC PLEURODYNIE.

Obs. VII. — Tranchant (Edme) (du Groise) est âgé de 53 ans ; il est d'un tempérament nerveux, d'une constitution sèche et maigre, mais jouissant habituellement d'une bonne santé. Il y a six jours, il fut pris d'une violente douleur aux lombes et d'une grande lassitude dans les jambes. Cet homme était charretier dans une ferme située à 8 kilomètres de chez lui. Il franchit cette distance à pied et arriva chez lui harrassé de fatigue et de douleur. Il a été forcé par la douleur de s'arrêter plusieurs fois en chemin, au point qu'il mit plus de quatre heures pour faire 8 kilomètres.

Je fus mandé le 10 avril 1850, sixième jour de la maladie. Je le trouvai dans l'état suivant : céphalalgie légère, insomnie à cause des douleurs atroces qui le tourmentent ; agitation continuelle, anorexie, langue blanche, bouche sèche, soif nulle. Les premiers jours il y avait eu des nausées qui n'existent plus aujourd'hui ; ventre indolent, sonore à la percussion ; trois selles diarrhéiques la nuit dernière (il n'avait pas été à la garde-robe depuis qu'il était malade), petite toux sèche par moments, avec légère expectoration muqueuse. Le patient accuse un violent point de côté sous le sein droit et au rachis dans les deux tiers supérieurs ; les lombes sont aussi le siége d'une douleur atroce ; les membres inférieurs sont également douloureux, le pouls est à 78.

Douze sangsues sur le point de côté, frictions avec l'eau sédative, le long du dos ; potion stibiée, une pilule d'opium le soir.

15 avril. Ces jours passés le malade a enduré des souffrances atroces, mais il va un peu mieux aujourd'hui. Le point de côté a disparu, grâce à l'application des sangsues ; mais les lombes, les jambes et les genoux sont toujours le siége de vives douleurs ; la pression des apophyses épineuses des vertèbres cervicales et des troisième et quatrième dorsales éveillent une douleur si vive que le malade pousse des cris déchirants. Tous les soirs, vers six à sept heures, la douleur augmente dans les membres inférieurs, à la poitrine et surtout entre les deux épaules, toute la nuit, et ne laisse aucun repos au malade qui est en proie à une grande agitation et à un délire continuel. A la pointe du jour, les douleurs se calment. La céphalalgie et la toux persistent, la langue est jaune au centre et rouge à la pointe ; bouche amère, pâteuse, haleine fétide, soif modérée, épigastre douloureux, constipation, peau chaude et sèche, contraction du biceps lorsqu'on le pince, pouls dur, à 84.

La potion stibiée que j'ai prescrite le 10, lors de ma première visite, n'a provoqué que deux évacuations alvines.

Petite saignée ; eau de Sedlitz pour demain matin, et si les douleurs reviennent périodiquement comme les jours passés, sulfate de quinine.

28 avril. J'apprends que le malade a succombé trois jours après ma seconde visite. Quelques heures après la saignée, le point de côté est revenu, à ce qu'il paraît, plus violent que jamais. Aussi les parents et les voisins ne manquèrent-ils pas d'attribuer cette recrudescence à l'ouverture de la veine, ainsi que la mort qui est survenue trois jours plus tard.

Cette observation est très-intéressante et mérite d'être méditée attentivement pour en tirer tous les enseignements qu'elle renferme.

J'avoue franchement que je crus tout d'abord avoir affaire à une pleurésie sèche ; le point de côté et la toux sèche étaient, en effet, de nature à le faire supposer. Ce n'est qu'à ma deuxième visite que mes idées se modifièrent sur la nature de la maladie dont ce sujet était atteint. Après réflexion, je m'aperçus que je m'étais trompé, car la maladie était évidemment de nature rhumatismale, ayant son siége dans les ligaments vertébraux et dans les muscles intercostaux et lombaires.

Quant à la mort inattendue du sujet, elle doit être attribuée, ce me semble, à l'extension ou à une métastase rhumatismale sur les centres nerveux. On ne peut certainement pas en accuser le traitement employé, comme l'ont fait, dans leur ignorance, les commères du village, car les antiphlogistiques étaient dans l'espèce parfaitement indiqués. La preuve en est que l'application des sangsues prescrite le 10, a emporté comme par enchantement le point de côté. Peut-être qu'une seconde application de sangsues le long du rachis aurait produit un excellent résultat et sauvé la vie du malade. Mais, hélas ! et c'est là le côté vraiment pénible de la médecine rurale, on ne voit les malades, dans les campagnes, qu'une ou deux fois et à de longs intervalles, de sorte qu'il est impossible de suivre les différentes phases de la maladie. Nul doute que, si j'avais revu le soir ou le lendemain le patient, j'aurais paré aux accidents qui sont survenus et qui l'ont précipité dans la tombe.

LUMBAGO.

Obs. VIII. — André Taillandier est âgé de 70 ans, d'un tempérament nerveux et d'une constitution sèche. C'est la première fois de sa vie qu'il est malade. Je fus appelé à lui donner des soins le 15 août 1851.

Cet homme est tombé malade, il y a trois mois, après avoir été mouillé à différentes reprises par la pluie. La maladie débuta par une vive douleur dans les reins et le mollet de la jambe droite. La douleur des reins s'irradie à la partie inférieure et latérale droite du thorax.

Depuis quinze jours le mal s'est aggravé et le patient est obligé de garder le lit. Mon ami, le docteur Joseph Cervi (de Baugy), de chère et regrettable mémoire, appelé auprès du malade le 1er août, lui prescrivit une application de sangsues sur le côté droit et des bains chauds, et enfin, à une seconde visite faite huit jours après la première, il lui administra d'abord un purgatif qui provoqua d'abondantes évacuations alvines, puis quelques prises de sulfate de quinine. La maladie, au lieu de s'amender, empira. C'est alors que je fus mandé à mon tour. Voici dans quel état je trouvai le malade : céphalalgie, insomnie ; les reins, le côté droit, l'épigastre et les mollets, le droit surtout, sont très-douloureux. Les douleurs sont continues, et la pression les exaspère. En outre, inappétence, langue humide, blanche au milieu, bouche amère, pâteuse, éructations fréquentes, crachottements continuels, soif nulle, deux selles avant-hier, urines claires, mais rouges, toux fréquente qui exaspère la douleur de côté, expectoration rare, muqueuse, rien à l'auscultation, sueurs abondantes ces jours passés, mais, depuis huit jours, la transpiration est supprimée; pouls à 92.

Frictions avec l'eau sédative de Raspail, potion laudanisée, cataplasmes laudanisés sur les régions épigastrique et abdominale.

Le lendemain on vint m'annoncer que le malade allait beaucoup mieux. Les douleurs ont diminué d'une manière considérable; et la nuit qui vient de s'écouler il lui a été donné de goûter un peu de sommeil, ce qui ne était pas arrivé depuis huit jours. Je conseillai de continuer le traitement. Pour boisson, tisane de sureau; mais je ne vis pas le malade.

Je comptais déjà, d'après ces nouvelles, sur une prompte guérison et je m'en réjouissais, lorsque le lendemain on vint me quérir à la hâte. Le malade avait empiré; je le trouvai, en effet, dans un état désespéré, et il mourut quelques heures après ma visite, dans la plénitude de ses facultés intellectuelles.

Nul doute que nous n'ayons eu affaire ici à un rhumatisme musculaire aigu. C'était aussi l'opinion du docteur Corvi, et la mort si inattendue du malade ne peut être raisonnablement attribuée qu'à une extension ou à une métastase rhumatismale qui se serait opérée sur quelque organe important.

J'ignore quel est l'organe qui a été frappé; car le malade était si bas lorsque je le vis pour le deuxième et dernière fois, qu'il fut impossible d'en tirer des renseignements précis. Toujours est-il qu'il souffrait beaucoup du ventre, et qu'à la moindre pression sur la paroi abdominale, il accusait de la douleur.

LUMBAGO.

Obs. IX. — Dans la nuit du 28 au 29 décembre 1851, je voyageais par un froid âpre et rigoureux. A mon arrivée à la maison, trouvant l'heure trop avancée pour me coucher (c'était vers cinq heures du matin), je me disposais à allumer du feu pour réchauffer mes membres engourdis par le froid et me mettre ensuite à l'étude. A cet effet je m'abaissai devant l'âtre bien garni de combustible, une allumette à la main, pour y mettre le feu. Mais lorsque je voulus me redresser, je ressentis une douleur si vive, si soudaine dans la région lombaire, que je crus un instant à une rupture de quelque ligament intervertébral ou de quelques faisceaux musculaires, et je tombai sur le carreau. Je me traînai péniblement comme je pus vers mon lit, où je demeurai tout à fait immobile, car le moindre mouvement exaspérait cruellement la douleur qui occupait un des côtés des lombes. Je venais d'être frappé d'un lumbago très-aigu.

Dès qu'il fit jour, j'envoyai chercher vingt sangsues et me les fis appliquer sur la partie douloureuse. Elles tirèrent beaucoup de sang et je ne tardai pas à éprouver un grand soulagement, et quelques jours après, grâce aux fomentations narcotiques d'abord, puis aux topiques irritants, j'étais guéri.

Ici le lumbago s'est déclaré tout à coup avec une véhémence extrême, sans signes précurseurs d'aucune sorte. Un instant auparavant, je me portais très-bien, et ce n'est qu'en me redressant sans effort que la douleur éclata soudain comme la foudre. C'est comme si l'on m'avait frappé d'un coup de hache sur la région lombaire.

La cause de la maladie fut évidemment le froid que j'endurai pendant le voyage, et l'effet suivit de près la cause productrice. J'étais parti vers minuit, et à cinq heures je souffrais cruellement. Le mal fut pris à sa naissance et traité avec énergie ; aussi fut-il *jugulé*, suivant l'énergique expression de M. Bouillaud.

On dit que le lumbago est très-sujet à récidiver. Je fais, Dieu merci, exception à la règle, car voilà quinze ans que j'en fus atteint, et depuis je ne m'en suis jamais ressenti.

TORTICOLIS.

Obs. X. — Joseph Grenin, âgé de 17 ans, fut pris, il y a huit jours, d'une légère douleur à la partie postérieure du cou. Cette douleur augmenta peu à peu, et depuis hier elle est atroce. La tête est portée en arrière et il est impossible au malade de l'incliner en avant. Ce sont les spléniers et les grands complexus qui sont affectés.

La douleur est continue, mais par le moindre mouvement, elle devient intolérable. Aussi le patient reste-t-il immobile. Le bras gauche est aussi le siége d'une légère douleur qui s'étend de l'épaule au poignet.

Quinze sangsues *loco dolenti*, potion laudanisée, embrocations narcotiques. Guérison rapide.

TORTICOLIS.

Obs. XI. — La femme Camin, âgée de 50 ans, éprouvait depuis une quinzaine de jours des douleurs passagères à la partie postérieure du cou, dans les parois thoraciques, dans les épaules, etc., et enfin, depuis hier, les douleurs se sont concentrées dans les spléniers et grands complexus, d'où elles s'irradient au cuir chevelu. Elles sont d'une véhémence atroce, insupportables, et arrachent des cris à la patiente. Pas de fièvre.

Frictions avec l'eau sédative, cataplasmes laudanisés.

13 juin. Les frictions avec l'eau sédative ont augmenté les douleurs, et contracturé les muscles rhumatisés.

Applications de linges imbibés d'une forte décoction de pavots.

14. Amélioration considérable et bientôt après, guérison.

Ici encore, comme chez le sujet de la précédente observation, la maladie ne se déclara pas soudainement; elle se développa petit à petit et mit quinze jours environ pour atteindre son summum d'intensité.

Répandues d'abord dans presque toute la cage thoracique et ne se faisant sentir que par intervalles, les douleurs finirent par se fixer exclusivement, en acquérant une grande violence, sur les muscles spléniers, grands complexus et occipitaux. Elles ont gagné en violence ce qu'elles ont perdu en surface.

Le traitement employé fut insignifiant; il consista dans des applications narcotiques. Est-ce à ce moyen qu'il faut attribuer la guérison de la maladie?

Un liniment au chloroforme aurait trouvé ici sa place; mais alors cet agent était encore très-peu connu.

CHAPITRE IV.

DU RHUMATISME VISCÉRAL.

Sous la dénomination de rhumatisme viscéral, on aurait confondu, suivant M. Grisolle, des affections très-dissemblables; on aurait donné ce nom à des douleurs vagues et indéterminées, mais nullement de nature rhumatoïde. Cependant il est certain que le principe rhumatismal peut affecter non-seulement les organes dans lesquels entrent les tissus fibreux et musculaires, tels que le cœur, l'utérus, la vessie, le larynx, les bronches, le périoste, la dure-mère, la sclérotique, etc., mais encore, contrairement à l'opinion de Chomel, ceux dans lesquels ces tissus font défaut, comme les poumons, la plèvre, le cerveau, etc. En effet, l'endocardite et la péricardite, la pleurésie et la pneumonie rhumatismales sont admises par tous les praticiens, et nous rapporterons bientôt des observations qui mettront hors de doute l'existence du rhumatisme cérébral.

Les métastases internes d'ailleurs ne sont-elles pas des rhumatismes viscéraux? ne consistent-elles pas dans le déplacement d'un travail morbide qui s'effectue à l'extérieur pour se porter à l'intérieur, ou d'un organe sur un autre organe?

L'existence du rhumatisme viscéral, soit primitif, soit consécutif, est donc incontestable, et il faut vraiment vouloir fermer les yeux à la lumière pour la révoquer en doute. Seulement on doit avouer que le rhumatisme viscéral est souvent fort difficile à reconnaître; car il se traduit ordinairement par des symptômes locaux qui ressemblent singulièrement aux symptômes d'une irritation ou d'une phlegmasie des viscères qu'il atteint. C'est ainsi, par exemple, que le rhumatisme des méninges simule la méningite, celui de l'encéphale l'encéphalite, celui des intestins l'entérite, celui de l'utérus la métrite ou la métro-péritonite, et ainsi de suite; et c'est probablement à l'obscurité de son diagnostic que l'on doit attribuer la négation, de la part de beaucoup de médecins, du rhumatisme viscéral. Cependant les antécédents et les commémoratifs, les circonstances ambiantes et individuelles peuvent mettre le médecin sur la voie de la vérité. Ainsi, lorsqu'on voit un viscère se prendre chez un rhumatisant, ou bien lorsque des troubles viscéraux coïncident avec la brusque disparition de douleurs rhumatismales siégeant sur quelque articulation ou sur quelque muscle externe, on doit tout de suite soupçonner l'existence d'un rhumatisme viscéral. En outre, il faut sans cesse se rappeler que le rhumatisme viscéral est rarement accompagné de fièvre, ou si celle-ci existe, elle n'est pas en rapport avec la violence des symptômes (1), et que sa manifestation coïncide presque toujours avec un changement dans la température ou l'état hygrométrique de l'atmosphère.

Nous allons passer en revue les principaux rhumatismes viscéraux, en commençant par le rhumatisme cérébral qui est le plus important et le plus redoutable de tous.

§ I. — RHUMATISME CÉRÉBRAL.

Cette maladie, bien connue des anciens et décrite par Stoll et Sar-

---

(1) On observe cependant quelquefois une grande fréquence du pouls.

cone, est confondue de nos jours avec la méningite et autres états morbides du cerveau; ou bien encore on attribue les accidents cérébraux à la réaction de l'organe central de la circulation, atteint de péricardite sur le système nerveux; c'est ainsi que M. Bouillaud a vu une péricardite rhumatismale revêtir la forme d'un tétanos (forme convulsive), et une autre celle de l'apoplexie (forme apoplectique). M. Andral cite également une péricardite simulant une méningite (forme méningitique).

Quelques observateurs modernes ont cependant essayé de réhabiliter le rhumatisme cérébral. MM. Chomel, Requin, Trousseau, Hervez de Chégoin, Bourdon, Vigla, Legroux, Gubler, etc., ont prouvé par des observations bien prises que le rhumatisme peut atteindre directement l'encéphale et les méninges sans l'intermédiaire de la péricardite rhumatismale.

En 1852, M. Alex. Mayer a publié un mémoire sur la méningite cérébro-spinale épidémique, où il cherche à rétablir la nature rhumatismale de cette affection qui a été bien des fois, dans ce siècle, le fléau des garnisons en France.

En 1857, cette question de pathogénie a été évoquée par la Société médicale des hôpitaux, à l'occasion d'un travail de M. Gubler, et depuis lors, l'attention, éveillée sur ce point, découvre chaque jour de nouveaux cas de rhumatisme cérébral bien constatés.

Dans son rapport sur le mémoire de M. Gubler, M. Sée résume ainsi les observations à ce sujet, citées par MM. Chandler, Camerer, Barclay, Schwartz, Darrant et Stute, en les faisant suivre des explications suivantes :

« Dans l'une de ces observations, il s'agit d'un malade qui eut plusieurs attaques successives de rhumatisme, dont chacune avec délire nocturne; dans l'autre, d'un délire avec coma mortel au quatrième jour d'un rhumatisme aigu; le malade de M. Barclay présentait un délire analogue à celui des ivrognes; l'autopsie démontra l'existence du pus dans les jointures et les tissus environnants. Au point de vue anatomique des articulations, il y a là une grande analogie avec les observations recueillies par M. Gubler. Les deux hydrocéphales aiguës, observées par Stute, se développèrent chez des rhumatisants dont l'un était déjà en convalescence. Chez tous les deux, la maladie débuta par une violente céphalalgie, comme chez le premier malade de notre collègue; chez tous deux, il survint de la stu-

peur et du coma, avec dilatation des pupilles, ambliopie et ralentis-
sement du pouls. Ici, les articulations étaient intactes, le cerveau
ferme et à peine congestionné; les seules lésions étaient celles-ci :
chez l'un, 360 grammes de sérosité dans les ventricules; chez l'autre,
60 grammes de sérosité sanguinolente dans la cavité cranienne, avec
adhérences légères de l'arachnoïde à la dure-mère.

« Ce ne sont pas là les traits de la méningite ni même de la congestion cérébrale. Il n'y a là rien d'analogue ni à ces fluxions qu'on cou-
state dans les tissus péri-articulaires ni à ces épanchements séreux
exagérés qu'on trouve parfois dans les synoviales; rien ne rappelle
non plus ces dépôts pseudo-membraneux qu'on rencontre dans le
péricarde et la plèvre, donc le rhumatisme cérébral n'a point de caractère anatomique précis ni constant. C'est qu'en effet, comme le
démontrent les faits rapportés par M. Gübler, le rhumatisme ne semble qu'effleurer les méninges, comme les articulations, et tandis
qu'il lèse si profondément le péricarde, la plèvre et le poumon, c'est
à peine s'il laisse des traces sur le système encéphalique. Il n'y a
cependant pas dans ce silence de l'anatomie un motif d'exclusion du
rhumatisme cérébral, l'interprétation seule en est douteuse. Si, en
effet, les phénomènes cérébraux ne peuvent pas être rattachés à
l'action réflexe du cœur ou de son enveloppe, il ne reste plus que
trois suppositions. L'une a été soulevée avec de puissants motifs dans
le mémoire de M. Gubler; elle attribue les morts subites dans le rhumatisme à la formation de caillots dans le cœur, l'apoplexie rhumatismale ne peut s'entendre, en effet, que dans le sens figuré que les
anciens attribuaient à ce mot, c'est-à-dire une sidération ; le scalpel
ne démontre ni les foyers hémorrhagiques, ni les ramollissements
du cerveau, ni les épanchements ventriculaires foudroyants, rien, en
un mot, de ce que l'école anatomique a réuni sous le nom d'apoplexie; mais ce qui est démontré aujourd'hui, c'est que pendant le
rhumatisme il se forme souvent dans l'endocarde, surtout quand il
est enflammé, des coagulations qui peuvent enrayer la circulation et
la vie. Il y a plus, les recherches récentes de Virchow, de Rhulé, de
Kérakier et surtout de Hassé, ont prouvé que certaines morts fou-
droyantes, surtout celles qui s'accompagnent d'accidents cérébraux,
peuvent être le résultat d'une oblitération brusque des petites artères
du cerveau; que cette obturation ait lieu directement par la coagulation
du sang, ou bien par suite de ces caillots lancés et détachés du cœur,

par ces embolies que Legroux a si bien décrites à l'occasion d'autres
artères, on trouvera là une cause nouvelle ou plutôt un des méca-
nismes de la mort subite par le cerveau. L'apoplexie nerveuse si
souvent niée, ne peut être que le résultat de ces oblitérations.

« Une deuxième interprétation a été émise par Aran ; celle-ci a trait
à une altération des humeurs et particulièrement de l'urine. Dans la
maladie de Bright les malades meurent souvent d'une manière inattendue au milieu du délire ou du coma, ou de convulsions promptement funestes. Or personne n'a recherché encore si les urines sont
altérées dans les circonstances fatales dont nous parlons. Cette lacune
de la science avait cependant été signalée par Darraud, qui tend à faire
jouer un certain rôle à l'urémie.

« Une troisième et dernière explication a été proposée pour tous les
cas de rhumatisme terminés par suppuration. Pour un grand nombre de médecins le rhumatisme n'existe plus dès l'instant que les
articulations suppurent, le rhumatisme et la pyogénie étant incom-
patibles. Dès lors les accidents cérébraux mortels ne seraient plus
que le résultat d'une infection purulente de forme spéciale. Cette fin
de non-recevoir a trouvé de nombreux contradicteurs, et les faits
cités par Andral, Fleury, Trousseau, Cruveilhier, Marrotte, Becque-
rel, Hardy, n'ont pas laissé que de jeter l'incertitude sur ces exclu-
sions systématiques. Si le pus est une exception dans les jointures
rhumatisées, si les liquides épanchés dans ces articulations n'ont pas
les apparences du pus bien formé et classique, il n'est cependant
pas impossible d'y rencontrer des globules purulents.

« On le voit, les accidents cérébraux, quelle que soit leur forme,
ou sont le résultat de l'action réflexe d'une péricardite, ou bien ils
constituent une lésion cérébrale directe. Dans les cas négatifs, dit
M. Sée, on recherchera s'ils ne sont pas le produit d'un arrêt de la
circulation cérébrale ou d'une altération du sang par l'urée en excès
et peut-être dans quelques circonstances d'une absorption consécutive du pus. »

Quoi qu'il en soit, il existe des cas directs de rhumatisme cérébral
qui ont été observés par des praticiens distingués ; nous en rapporterons bientôt quelques exemples.

Les symptômes du rhumatisme cérébral sont très-mobiles et fu-
gaces. Une femme rhumatisante est sujette à des accidents cérébraux
apoplectiques ; elle a eu pendant quatre mois des accidents nerveux

très-graves ; la scène s'ouvrit par un rhumatisme articulaire aigu aux poignets ; celui-ci quitta les poignets pour envahir la tête et produisit de la stupeur qui dura pendant un ou deux jours ; de là il passa à la moelle épinière et détermina une paraplégie, et pendant quatre mois consécutifs cette pauvre femme a été en proie à ces accidents, mobiles, soudains, allant d'un point à l'autre, du cerveau à la moelle, de là se jetant sur une région périphérique. Une fois elle était comme ivre ; une autre fois elle a été prise tout à coup de mydriase et d'un trouble subit de la vision.

Il y a eu successivement chez cette femme des apoplexies rhumatismales du cerveau, de la moelle, des nerfs périphériques, car avec ces phénomènes de paralysie variés, il y a eu des névralgies très-vives, tantôt dans un bras, tantôt dans le ventre ou la poitrine.

Evidemment, il y a eu ici quelque chose du côté du cerveau, quelque chose de transitoire.

Quelle était cette lésion ? Je l'ignore, mais comme le dit M. Trousseau, elle a dû être passagère et de l'ordre des congestions, mais non un véritable *ictus apoplectique*.

Ces accidents peuvent dépendre quelquefois d'une embolie ; ils se terminent alors ordinairement par la mort.

Quoi qu'il en soit, lorsqu'une métastase brusque s'opère du côté de l'encéphale, « on observe, comme le dit M Ponteret, une sorte d'agitation inquiète, un facies troublé et qui contraste avec le bien-être accusé par le malade, un tremblement léger de la lèvre inférieure au moment où il essaye de montrer la langue, un peu de loquacité ou une réponse brève et brusque faite d'une voix saccadée, un demi-délire se révélant par un mot à contre-sens, quelquefois un mouvement aussitôt réprimé, pour sauter à bas du lit.

« Tels sont les signes précurseurs ou concomitants du changement qui s'opère. Tout à l'heure les articulations tuméfiées seront flétries, toute douleur, toute souffrance aura cessé, la locomotivité sera rétablie dans toutes les jointures et le coma, un coma mortel, terminera la scène. » (Ponteret, *Rapport sur les maladies régnantes*, lu à la Société de médecine de Lyon dans sa séance du 21 août 1865.)

Le rhumatisme cérébral s'accompagne quelquefois de phénomènes choréiques, éclamptiques, et d'autres fois de délire maniaque qui se prolonge deux ou trois jours, aboutit à la stupeur, et l'individu succombe dans la résolution, le coma, et au milieu de symptômes terminaux apoplectiques ; mais d'autres fois le délire prend une allure lente, chronique, et peut se terminer par la guérison. Il peut arriver que le délire se rattache à l'arthrite suppurée : il est alors analogue au délire qui accompagne l'infection purulente, bien différent du délire dû au véritable rhumatisme cérébral.

Enfin le rhumatisme cérébral peut présenter les symptômes de la méningite ; il en a alors aussi les lésions anatomiques, suivant M. Trousseau. Mais il faut avouer que le plus souvent il y a absence complète d'altération matérielle dans les centres nerveux.

Le traitement du rhumatisme cérébral doit être mené avec vigueur ; il faut avoir recours aux révulsifs aux extrémités ; aux purgatifs énergiques répétés, au tartre stibié particulièrement, et parfois au musc lorsqu'il y a des phénomènes ataxiques. La saignée est généralement proscrite. Nous avons appliqué une fois des sangsues derrière les oreilles, mais sans succès.

RHUMATISME CÉRÉBRAL ; RÉVULSIFS ; GUÉRISON.

Obs. I. — Un menuisier d'âge moyen, robuste de constitution, après une journée de travail en plein air, fut pris de vives douleurs dans l'épaule droite. La nuit fut pénible et agitée. Le lendemain on appliqua des sangsues *loco dolenti* qui furent renouvelées le surlendemain ; la douleur se calma, mais aussitôt il survint un délire bruyant avec mouvements généraux désordonnés, yeux brillants, facies injecté, léger mouvement fébrile hors de proportion avec la violence des symptômes généraux.

Au trouble de l'intelligence se joignit bientôt le soubresaut des tendons et un tremblement général.

Un large vésicatoire appliqué sur l'épaule primitivement affectée ramena en moins de vingt-quatre heures le rhumatisme à son siége d'origine, et les phénomènes du côté du cerveau se dissipèrent.

Il ne me paraît pas possible de révoquer en doute, chez ce sujet, la nature rhumatismale de la méningite. La maladie a débuté par une jointure avec tous les caractères du rhumatisme, d'où elle se porta sur les méninges, et enfin les symptômes cérébraux disparurent dès que le rhumatisme fut rappelé dans l'articulation primitivement affectée.

Il arrive quelquefois que le rhumatisme débute d'emblée par les méninges et n'envahit qu'ultérieurement les articulations.

RHUMATISME CÉRÉBRAL APRÈS L'ACCOUCHEMENT, SUIVI DE MORT.

Obs. II. — Le 26 juillet 1864, le docteur Emile Dubois fut appelé auprès de madame de S..., qui était accouchée heureusement douze jours auparavant et qui était en proie à un délire violent.

Madame de S..., âgée de 20 ans, était primipare, d'une bonne santé habituelle, de tempérament lymphatique et douée d'un embonpoint prononcé. Elle était couchée sur le dos, avait la face vultueuse, les yeux étaient injectés; elle prononçait sans cesse des mots incohérents et d'une voix tremblotante; elle souffrait des poignets depuis deux jours. Ces articulations, ainsi que celles des mains, étaient notablement tuméfiées, surtout du côté droit. Les genoux et les articulations tibio-tarsiennes paraissaient également tuméfiées. Il n'y avait aucune trace de phlébite sur le trajet des veines des membres inférieurs; le ventre était souple. Les suites des couches n'avaient offert rien d'anormal, la sécrétion laiteuse s'était opérée à l'époque ordinaire, et les lochies, depuis trois jours, consistaient en un écoulement muco-purulent de bonne nature, peu abondant et sans odeur. L'état général paraissait tellement satisfaisant qu'au huitième jour, c'est-à-dire le 23 juillet, la sage-femme avait fait asseoir la malade dans un fauteuil pendant une heure. Madame de S... se plaignait seulement de faiblesse et de douleurs dans les jambes. Le lendemain elle resta trois heures levée et se plaignit en se couchant de douleurs dans les poignets. Le soir, fièvre avec léger délire; le lundi, les douleurs persistèrent, peu d'appétit et plus de douleurs et de malaise dans la journée, et le soir, la fièvre redoubla comme la veille. Enfin, mardi on la leva encore et elle mangea un œuf brouillé. Dans l'après-midi, la fièvre augmenta, et dans la nuit les accidents devinrent très-graves; pouls à 140, peu développé, mais résistant, rien au cœur.

Le rhumatisme s'est donc porté au cerveau. Il n'y a pas eu métastase, mais extension rhumatismale favorisée peut-être par le manque de précautions si nécessaires dans l'état puerpéral.

Potion avec 20 gouttes d'alcoolature d'aconit; frictions avec le baume tranquille autour des articulations douloureuses, sinapismes aux membres inférieurs, compresses d'eau vinaigrée sur le front.

Le mercredi 27, à huit heures du matin, tous les symptômes s'étaient aggravés, on ne pouvait plus compter les pulsations du pouls tant elles étaient rapides, le gonflement du poignet droit avait presque disparu, le poignet gauche seul restait tuméfié, les membres étaient contractés, il y avait strabisme très-prononcé, la déglutition était très-difficile; teinte violacée du visage; à midi agonie, à deux heures mort.

L'autopsie n'a pas été faite, mais tous les symptômes accusaient un transport rhumatismal au cerveau. Ici le pouls était très-fréquent. C'est là une très-rare exception, car, en général, dans le rhumatisme viscéral il n'y a pas de fièvre, ou bien si celle-ci existe, elle est hors de proportion avec la violence des symptômes généraux. Peut-être faut-il attribuer ici la grande fréquence du pouls à la complication de l'état puerpéral.

RHUMATISME CÉRÉBRAL; GUÉRISON.

Obs. III. — Madame A..., âgée de 28 ans, d'une bonne constitution, mais depuis longtemps accablée de chagrins, fut prise le 5 février dernier de douleurs assez vives dans les genoux et les coudes avec fièvre. Le docteur Mennesson opposa à ces accidents des cataplasmes laudanisés et des boissons nitrées.

Le lendemain 6, les douleurs étaient un peu moins vives, mais il y avait de l'oppression, des palpitations avec bruit de souffle au cœur, de l'anxiété, pouls à 120 (endocardite rhumatismale).

Saignée du bras, vésicatoire sur la région précordiale.

Le 7, même état, pouls à 110. Nouvelle saignée, lavement purgatif.

Les 8, 9 et 10, le bruit de souffle était diminué, mais les palpitations ne s'amendant pas, M. Mennesson prescrivit pour chaque jour trois granules de digitaline qui eurent pour effet de modérer les mouvements du cœur, et le pouls tomba à 80.

Les jours suivants l'amélioration continuait, le souffle avait presque complétement disparu; on croyait la malade hors de danger, lorsque le 16, elle fut prise tout à coup de convulsions, de mouvements désordonnés, de délire; le pouls était redevenu fréquent, irrégulier, et les pupilles étaient immobiles. Ces phénomènes coïncidèrent avec la disparition complète des douleurs articulaires.

Dix sangsues à chaque apophyse mastoïde; compresses froides sur le front, révulsifs aux extrémités.

Vers le soir, c'est-à-dire dix heures après les premiers accidents, un assoupissement profond avait fait place à l'agitation extrême du matin, et le lendemain 17, toute complication cérébrale avait disparu; il n'existait plus que quelques douleurs vagues des jointures.

C'est bien encore à une véritable métastase rhumatismale qu'on a eu affaire ici. Faut-il en attribuer la cause, avec M. Thirial, au traitement dépressif mis en usage pour combattre le rhumatisme articulaire? Je ne le crois pas. Il n'y a là qu'un des tours habituels de l'affection rhumatismale.

Obs. IV. — Un homme âgé de 38 ans, marchand de bestiaux, d'une constitution un peu délabrée par des excès de travail et les dérangements occasionnés par de fréquents voyages, a eu, au mois d'août 1857, une dyssenterie assez grave qui a duré trois semaines, et pendant laquelle il a fauché, lié et rentré à lui seul toute sa récolte. Cet homme, comme on voit, d'un caractère énergique, mais sombre et irritable, a eu précédemment plusieurs atteintes de rhumatisme. Il habite depuis quelques mois une maison assez saine, mais sa demeure antérieure était humide, entourée de mares, et il avait couché dans une chambre moitié en sous-sol, sans feu, et où l'air ne se renouvelait jamais. Sa chambre actuelle est également sans feu, au rez-de-chaussée, et il fait un temps affreux.

Dans les premiers jours de novembre 1858, il fut pris de douleurs articulaires erratiques et d'un point de côté vers le flanc gauche. Le docteur Kaha fut mandé le 14, par un temps épouvantable, la douleur de côté était revenue au point de gêner beaucoup la respiration; les douleurs des membres étaient revenues également. La région occipitale elle-même était devenue le siége d'une douleur sourde, s'irradiant vers les tempes et jusque vers le front. Rien de particulier du côté des fonctions cérébrales; pouls à 80, langue épaisse, large et chargée d'un enduit blanc jaunâtre; pas de selles depuis deux jours; quelques nausées, urines normales.

> Pr. Tartre stibié............ 0,10
> Sulfate de soude....... 15,0
> Eau................. 500,0

à prendre en quatre fois de demi-heure en demi-heure. Il y eut cinq ou six vomissements et autant de selles.

15 novembre. Le point de côté a disparu; les douleurs des membres ont beaucoup diminué, la céphalée occipitale a seule résisté; de plus il y a roideur des muscles de la nuque et leurs mouvements sont douloureux; il y a une notable élévation de température dans cette région. Le teint est plombé, le pouls est à 80; deux selles liquides, urines normales. Dès ce moment le malade peut être considéré comme en grand danger.

On eut recours aux diaphorétiques et aux révulsifs, continués avec énergie et persévérance.

Malgré ce traitement, il survint du délire la nuit suivante et il persista jusqu'à la fin.

Le 16, oppression, teinte violacée de la peau et des muqueuses, engouement léger des poumons, respiration accélérée (59 inspirations par minute), pouls à 92 avec légères intermittences, émission involontaire des selles et des urines.

Le 17, aggravation des symptômes; mort par asphyxie dans la matinée du 18.

On a eu affaire ici à un rhumatisme qui se porta plus particuliè-rement sur les enveloppes de la moelle allongée et vers une portion de celles de la moelle cervicale et paraît avoir frappé plus spéciale-ment les nerfs qui président aux fonctions de l'hématose; de là les symptômes d'asphyxie et l'altération si remarquable du sang.

Il y eut d'abord chez ce sujet absence de fièvre et de tout désordre fonctionnel du cœur, et la réaction fébrile ne s'est manifestée que longtemps après l'envahissement des centres nerveux.

Quant à la nature rhumatismale de la maladie, il me semble impos-sible de la nier; toutes les circonstances antérieures, c'est-à-dire les antécédents du malade, son genre de vie et d'occupation, l'influence des saisons, de l'habitation et le mode d'invasion, tout milite en fa-veur de l'idée d'un rhumatisme cérébral.

RHUMATISME ARTICULAIRE AIGU; INVASION SUBITE D'ACCIDENTS CÉRÉBRAUX.

Obs. V. — Un ex-huissier de la cour des comptes, Bertlier, âgé de 72 ans, d'une vigoureuse constitution, entra le 16 février 1850 dans l'infirmerie de Bicêtre, présentant les symptômes suivants : somno-lence, réponses incohérentes, sentiment mal exprimé de courbature gé-nérale sans accusation de douleurs bien caractérisées et localisées.

Le lendemain matin la stupeur de la veille a reparu et le malade ré-pond très-nettement aux questions que lui adresse M. Léger; il dit avoir été pendant trois jours consécutifs dans un état d'ivresse, qu'en s'attardant la nuit et subissant plus d'une fois le contact forcé d'un sol humide, il a pris froid par tout le corps.

Aujourd'hui il accuse de vives douleurs dans les articulations tibio-tarsiennes, des genoux, des coudes et des poignets, mais pas de tumé-faction ni de rougeur; céphalée légère, anorexie, soif modérée, pouls à 80, régulier.

Infusion de bourrache; potion avec la morphine, cataplasmes lauda-nisés autour des articulations malades, bouillon.

Le lendemain 18, amélioration sous le rapport des douleurs qui se sont localisées au coude et au poignet gauches; elles sont très-vives; rien du côté du cerveau, pouls à 76, chaleur légère à la peau et moi-teur; le premier bruit cardiaque est un peu sourd et un peu rude sans souffle véritable.

Quatre ventouses scarifiées à la région précordiale, deux pilules d'opium de 3 centigrammes chaque.

Malgré cela, dans la journée, à une heure de l'après-midi, perte brusque, subite de connaissance, état comateux profond, avec respiration stertoreuse, résolution complète de tous les membres, insensibilité absolue de toute la surface cutanée.

Saignée générale ; on obtient à grand'peine 200 grammes de sang noir et poisseux ;

Quinze sangsues à chaque apophyse mastoïde, sinapisme à l'épigastre et aux mollets.

Mort à quatre heures et demie sans nouveaux symptômes.

A l'autopsie il s'écoula du cerveau une grande quantité de sérosité sanguinolente, les méninges de la convexité du cerveau sont tomenteuses et comme infiltrées ; les ventricules latéraux contiennent aussi une notable quantité de sérosité sanguinolente, mais rien d'anormal dans la masse encéphalique ni dans le bulbe rachidien et le cervelet ; mais les enveloppes du cerveau (arachnoïde et pie-mère) présentent des lésions remarquables ; un grand nombre de vaisseaux gonflés et comme variqueux rampent à leur surface ; on voit des *plaques blanchâtres, laiteuses* plus ou moins larges, disséminées sur le trajet des circonvolutions et dans leurs interstices, résultat très-probable d'un travail inflammatoire chronique ; mais il est de ces plaques, principalement dans les environs de la grande scissure médiane de la faux du cerveau, où elles abondent, qui présentent tous les caractères d'un état pathologique récent ; elles sont pour la plupart recouvertes par des exsudats plastiques très-évidents, où le microscope révèle la structure fibrillaire des tissus néo-plastiques. Enfin les méninges sont le siège d'une suffusion sanguine très-remarquable, et se détachent avec facilité de la pulpe cérébrale ; elles sont très-épaisses, surtout au niveau des plaques mentionnées plus haut.

Le parenchyme cérébral n'offre rien d'anormal ; le péricarde contient à peine quelque grammes de sérosité citrine. Il existe à sa surface interne, principalement sur le feuillet viscéral, *quelques plaques* laiteuses évidemment anciennes. Cœur très-adipeux, un caillot noir, passif dans le ventricule droit. Pas de traces d'endocardite, point de lésion valvulaire ou autres. Etat congestif du poumon gauche à sa base.

Ce malade était adonné à l'ivrognerie et avait déjà été traité antérieurement à l'infirmerie pour un *état congestif cérébral* sans paralysie, comme le témoignent les manifestations morbides chroniques révélées par l'autopsie ; mais il est évident que l'*influence rhumatismale* a été la cause principale de l'invasion soudaine des accidents qui ont si rapidement emporté le malade ; seulement il est permis d'affirmer que cette influence a été d'autant plus efficace qu'elle s'exerça sur un terrain préparé, prédisposé par des lésions anciennes.

Tout ceci confirme cette loi de pathologie générale, à savoir qu'un état pathologique, quel qu'il soit, ne saurait être *un*, et que ses manifestations varient avec la constitution, les prédispositions individuelles, les habitudes et les circonstances. (UNION MÉDICALE, 1860.)

RHUMATISME CÉRÉBRAL SUIVI DE MORT.

OBS. VI. — Lacroix (Cyprien), d'Herry (Cher), âgé de 49 ans, de tempérament sanguin, d'une forte constitution, fut atteint de rhumatisme articulaire aigu après s'être exposé à un courant d'air, le corps en sueur. Il a déjà été atteint plusieurs fois de cette affection. Je fus mandé auprès de lui le 5 juin 1848, troisième jour de la maladie. Le patient est continuellement assoupi et est en proie à des rêvasseries continuelles ; il accuse de la céphalalgie ; il y a de la fièvre. Les articulations de l'épaule et du coude du côté droit sont douloureuses, ainsi que la dernière articulation des doigts de la main droite ; les hanches, les genoux, les articulations tibio-tarsiennes et celles des orteils sont pris aussi. Il n'y a donc que le bras gauche qui soit libre. L'épigastre est le siége d'une vive douleur qui le traverse de part en part et correspond au dos, descend le long du rachis et envahit le sacrum. Les articulations engagées ne sont ni rouges ni tuméfiées ; la langue est blanche, la bouche sèche et amère, la gorge douloureuse, la soif vive. Il y a des nausées et des efforts de vomissement sans aucun résultat. Le ventre est douloureux, les évacuations alvines sont régulières, les urines claires, la peau est sèche et brûlante et le pouls faible, à 120.

La nuit qui vient de s'écouler, le malade a voulu se lever et il est tombé sur le carreau sans connaissance.

Eau de Sedlitz, tisane de chiendent fortement nitrée, limonade gazeuse ; compresses d'eau sédative.

6 juin. L'eau de Sedlitz a décidé cinq ou six évacuations par le bas. La limonade gazeuse n'a pas arrêté les efforts de vomissement, et la maladie s'est aggravée.

Ce matin, vers quatre heures, frissons, tremblements qui durèrent pendant une heure environ, et qui furent suivis de chaleur et de sueur. Pendant la chaleur il se déclara du délire ; le malade reconnaît difficilement les personnes qui l'entourent, et il répond d'une manière incohérente aux questions que je lui adresse ; à chaque instant il paraît se plaindre de ses maux de tête et de ses douleurs articulaires et est dans une grande agitation ; la respiration est plaintive, le ventre tendu ;

les pupilles sont dilatées et ne fixent pas les objets. Les muscles des bras semblent un peu contractés, les lèvres sont continuellement agitées de mouvements convulsifs, le malade cherche à se lever sur son séant; le pouls est plus développé qu'hier et bat 120 fois par minute.

Douze sangsues aux apophyses mastoïdes, lavement purgatif, pédiluve irritant, calomel 1,0, compresses d'eau sédative sur la tête.

7. Le délire paraît un peu moindre qu'hier, et le malade répond mieux à mes questions, mais l'état général est toujours très-alarmant.

Douze sangsues à l'anus, sinapismes aux jambes, émétique en lavage. Le malade succomba le lendemain matin dans le coma.

Il est évident pour moi que ce malade a été emporté par une méningite. En effet, la céphalalgie, l'agitation, le délire continu, l'insomnie, la contraction des muscles, le mouvement convulsif des lèvres, la dilatation des pupilles, et enfin les efforts de vomissement sont bien les symptômes de la méningite, ce me semble. Mais celle-ci a-t-elle été le résultat d'une métastase ou d'une extension du rhumatisme? Je suis porté à croire à une extension rhumatismale, attendu que le malade, la veille de sa mort, se plaignait encore de la violence de ses douleurs articulaires.

RHUMATISME CÉRÉBRAL AVEC ÉRYTHÈME ET URTICAIRE.

Obs. VII. — Un coiffeur nommé Doyen, âgé de 47 ans, d'une constitution délicate, fut pris le 17 décembre 1858 d'un rhumatisme articulaire de moyenne intensité, à la suite d'un refroidissement.

Le 20, il entra à l'Hôtel-Dieu.

Le 28, éruption d'urticaire sans démangeaison sur la poitrine, le ventre et les bras, avec légère agitation et subdélire, comme dans certaines fièvres typhoïdes; les articulations des pieds, les poignets et les plus petites articulations des doigts sont tuméfiées.

Le 30, même état; seulement l'urticaire commence à s'effacer, pouls à 92; rien au cœur.

Le 31 l'urticaire s'éteint, la fluxion rhumatismale diminue, ainsi qu la douleur; mais il y a prostration, et le subdélire persiste avec exacerbation nocturne malgré les révulsifs; une potion stibiée, le musc, etc.

Le 2 janvier, exacerbation des plaques d'urticaire sur le devant du tronc et des cuisses, contraction spasmodique des muscles de la face, dilatation considérable de la pupille droite; pouls à 92.

Après un moment de rémission, les symptômes cérébraux allèrent toujours en s'aggravant. Malgré les antispasmodiques, le musc, etc.; le délire augmenta, les contractions spasmodiques s'étendirent à tout l'appareil musculaire, et le malade succomba le 7 janvier dans la journée. Dans la matinée de ce jour, l'urticaire était effacé; le pouls monta à 120, la respiration à 44; il y avait de la dyspnée, des sueurs excessives et une prostration extrême des forces.

À l'autopsie, on ne trouva rien d'anormal dans la dure-mère ni dans l'arachnoïde; seulement des adhérences nombreuses et très-serrées existaient entre les feuillets de cette membrane, le long de la moitié postérieure des bords de la grande scissure, adhérences constituées par des granulations blanchâtres très-résistantes. Pie-mère infiltrée de sérosité limpide avec teinte opaline; cependant les vaisseaux sont assez finement injectés; elle se détache facilement et nettement de la surface de l'organe et offre avec l'arachnoïde une résistance assez notable. Ainsi détachée, elle paraît encore assez injectée, et le côté adhérent offre, vu à contre-jour, un certain nombre de petits points granuleux et transparents.

Après l'enlèvement de l'encéphale, il reste à la base du crâne deux ou trois cuillerées de sérosité un peu rougie par le sang échappé des vaisseaux.

Cet état des méninges ressemble, avec une résistance moindre cependant, à ce que l'on trouve après la fièvre typhoïde.

Les ventricules cérébraux ne contiennent point de sérosité. La base du cerveau n'offre rien d'anormal, et sa surface rouge ou blanche, un peu injectée, n'offre non plus aucune trace appréciable d'altération.

Appareil respiratoire. — Cicatrices froncées et quelques granulations crétacées, traces de tuberculisation partielle guérie; au sommet des deux poumons, quelques points emphysémateux; rien du côté des plèvres.

Appareil circulatoire. — Cœur très-sain, un demi-verre de sérosité dans le péricarde.

Appareil digestif parfaitement sain.

Il est évident que les lésions cérébrales constatées chez ce sujet telles que le *subdelirium* avec dilatation d'une pupille; l'infiltration, la teinte opaline des méninges, etc., sont le résultat d'une détermination rhumatismale plus fluxionnaire et séreuse qu'inflammatoire et sanguine; ce qui explique leur longue durée, sans désordres anatomiques plus profonds.

Avant de terminer, il faut signaler chez ce sujet l'éruption d'urticaire. Cette affection cutanée dans le rhumatisme a déjà été signalée par J. Franck et M. Rayer. M. Legroux regarde l'urticaire, ainsi que l'érythème, non comme une complication, mais comme un des éléments du rhumatisme, comme une congestion liée à l'affection rhumatismale au même titre que les congestions intrathoraciques ou crâniennes.

Dans ce cas, l'éruption cutanée est une congestion rhumatismale mobile, comme les congestions articulaires, et suit à peu près les mêmes phases que ces dernières.

Obs. VIII. — Un marchand ambulant, âgé de 38 ans, nommé Bordat, d'une constitution détériorée, rachitique et maigre, adonné aux liqueurs, entra, le 20 septembre 1859, à l'Hôtel-Dieu; il marchait avec grand'peine, appuyé sur deux bâtons, en raison des vives douleurs qu'il éprouvait dans les articulations des pieds. La maladie le saisit dans la nuit du 18, après s'être refroidi; elle débuta par les articulations tibio-tarsiennes avec céphalie et fièvre. Le lendemain les genoux devinrent douloureux.

Le 21, M. Legroux trouve les poignets douloureux et enflés; la hanche, le pied gauche surtout, sont douloureux; pouls à 112, peu de sommeil, un peu d'appétit, langue blanche et chargée, soif.

Poudre de Dower 0,50; deux bouillons.

Le 23, les articulations des pieds vont mieux; mais les hanches, le coude gauche, la partie postérieure du cou, les genoux sont douloureux; les poignets sont dans le même état qu'hier, les articles des doigts sont fortement engagés. Constipation; pouls à 96.

Huile de ricin 20,0, tisane acidulée, poudre de Dower 0,75, en cinq pilules.

Le 24, agitation, divagation pendant toute la nuit, incohérence dans les idées; pieds un peu moins douloureux, poignet et coude gauches douloureux avec léger gonflement; articulations du cou moins malades; le pouls a baissé.

Potion avec 0,30 de tartre stibié; une pilule d'extrait d'opium de 0,5 le soir.

Le 25, le délire continue, cris pendant la nuit, loquacité; le malade veut se sauver, il répond aux questions; pouls à 88, régulier, faible, selles nombreuses, vomissements, langue nette, soif, articulations moins douloureuses; celles des doigts sont encore un peu rouges et enflées. Rien au cœur.

Potion stibiée, une pilule d'opium le soir; vésicatoire aux cuisses, tisane *ut suprà*; bouillons, potages.

Le 26, nuit moins agitée, mais toujours incohérence des idées et loquacité. Poignets et articulations métacarpo-phalangiennes sont enflées, mais moins douloureuses; les autres articulations sont maintenant presque insensibles; pouls à 86, soif. Les vésicatoires sont un peu enflammés.

Tartre stibié 0,30, extrait d'opium 0,5, deux bouillons, deux potages, vin.

27. Douleurs moindres dans toutes les articulations, agitation moindre, réponses exactes, sommeil, pouls à 88, soif très-vive.

Limonade citrique, groseille, gomme, deux bouillons, deux potages, potion stibiée.

Amélioration, plus de délire ni d'agitation, peau moite, rien au cœur.

Même traitement : vésicatoire autour de la rotule gauche.

4 octobre. Pouls irrégulier, à 72; plus de douleur, faiblesse. Supprimer la potion stibiée.

Julep avec extrait de quinquina 4,0.

5. De mieux en mieux, pouls à 66.

Même traitement : en plus quatre pilules de Vallet.

7. Pouls régulier, normal; guérison.

§ II. — Rhumatisme de l'appareil respiratoire.

Le rhumatisme peut se porter sur le larynx, les bronches, les poumons, la plèvre, et donner origine à la laryngite, à la bronchite, à la pneumonie, à la pleurésie rhumatismale.

Stoll a donné dans sa *Praxis medica* une très-belle description d'une constitution rhumatismale où les pleurésies et les pneumonies furent très-fréquentes, et il en a établi le diagnostic différentiel avec beaucoup de soin.

RHUMATISME DES BRONCHES.

Obs. IX. — Un jeune homme de 24 ans, faible de constitution, était atteint depuis plusieurs années d'une toux sèche qui revenait par intervalles et, chose remarquable, cette toux cessait aussitôt qu'une douleur rhumatismale, à laquelle le patient était sujet, se faisait sentir sur les extrémités ou sur les mâchoires.

Le docteur Rodamel, qui fut consulté par le malade, s'attacha d'abord à déplacer, puis à éloigner, prévenir et enfin faire cesser les retours du rhumatisme à la poitrine, et bientôt les inquiétudes se sont progressivement calmées avec la cessation de la toux, aujourd'hui totalement dissipée.

RHUMATISME DES BRONCHES.

Obs. X. — M. D..., qui depuis plusieurs années est tourmenté, en automne et en hiver, d'un rhumatisme chronique qui s'est porté sur presque toutes les parties du corps, éprouve, lorsque le rhumatisme se jette sur les poumons, tantôt une sensation douloureuse qui paraît tout

à coup et se dissipe de même, après une durée plus ou moins courte ;
tantôt une toux fréquente, quelquefois sèche, presque toujours avec
expectoration muqueuse, laquelle se dissipe de même tout à coup sans
aucun traitement et sans irritation consécutive dans les poumons.

Il est évident que chez les deux sujets dont nous venons de relater
l'histoire, la bronchite était de nature rhumatismale, car il n'y a que
le rhumatisme qui émigre de cette façon d'une région à l'autre et
disparaisse d'une manière aussi brusque et instantanée. Les maladies franchement inflammatoires sont stables et ne se dissipent que
lentement et progressivement.

PNEUMONIE RHUMATISMALE.

Obs. X *bis*. — Jules Germain est âgé de 30 ans ; il habite Paris depuis
huit ans et y exerce la profession de nourrisseur.

Antécédents. — Au mois d'août 1862, attaque de rhumatisme articulaire aigu, compliqué de rhumatisme cardiaque (endocardite), pour laquelle il est entré à l'Hôtel-Dieu, où il est resté cinq mois et demi. On
lui a appliqué plusieurs vésicatoires. Sorti au mois de janvier, il a repris ses travaux, mais il conservait toujours, sinon des douleurs, du
moins des palpitations et de l'essoufflement. Jamais d'œdème aux membres inférieurs.

Le 30 octobre dernier, il a été mouillé par la pluie et il s'est refroidi.
Le soir même, point de côté à gauche, frisson, fièvre intense, anorexie,
crachats sanguinolents. Il se met au lit ; trois jours après se manifestent
des douleurs dans les deux genoux.

Le 5 novembre, il se fait transporter à l'hôpital, n'ayant fait chez lui
aucun traitement.

État du malade à son entrée. — Entre autres phénomènes, M. Sottaz, interne de service, constate, à la visite du soir, les signes d'une
congestion pulmonaire du côté droit rendue manifeste par des nombreux
râles crépitants, les mêmes signes existent encore le lendemain matin
avant la visite ; mais à la visite, ni M. Menneret ni M. Sottaz ne peuvent
les retrouver ; les râles crépitants ont complétement disparu, on ne les
retrouve plus les jours suivants ; on n'entend plus dans la poitrine que
quelques râles sibilants disséminés en arrière et à droite, où l'on constate, à la percussion, un peu d'obscurité du son. L'auscultation de la
région précordiale permet de constater, dans le cœur, l'existence d'un
bruit de souffle au premier temps, ayant son maximum d'intensité vers
la pointe.

Langue large, blanche, inappétence, selles régulières ; sensibilité très-vive à l'épigastre et dans l'hypochondre droit, surtout par la pression ; foie un peu plus volumineux qu'à l'état normal (diamètre vertical, 14, horizontal, 16) ; ictère général intense, pouls à 108. Douleurs rhumatismales dans les deux genoux sans gonflement, sensibilité à la pression ; émétique 0,10.

1er novembre. Vomissements abondants et selles nombreuses ; cependant la teinte ictérique n'a pas beaucoup diminué, mais l'appétit est revenu un peu et les douleurs articulaires se sont dissipées ; pouls à 84. Sulfate de quinine 0,50.

9 novembre. Pouls à 80, appétit excellent. Sulfate de quinine 1,0.

10. Les douleurs articulaires ont reparu dans les genoux. Sulfate de quinine 1,0.

11. Le pouce gauche est tuméfié, rouge, douloureux ; la douleur existe aussi dans le coude et l'épaule du même côté, langue sale, rouge à la pointe, perte de l'appétit. Pouls à 96. Sulfate de quinine 1,50.

12. Généralisation du rhumatisme à toutes les jointures du côté gauche ; l'épaule droite et le pied de même côté sont également pris. Insomnie causée par la douleur ; le bruit de souffle au premier temps est plus marqué, plus rude, plus intense. Sulfate de quinine 1,50.

13. Le bruit de souffle devient de plus en plus rude et même râpeux. Pouls à 96, fréquent surtout le soir, en même temps que se manifeste une exaspération des douleurs rhumatismales. Celles-ci ne semblent pas avoir de la tendance à se généraliser davantage. Sulfate de quinine 1,50.

14. Les douleurs ont notablement diminué ; pouls à 84 le matin, à 96 le soir ; anorexie, constipation. Eau de Sedlitz.

15. Plusieurs selles, pouls à 76 ; les douleurs se sont dissipées. Sulfate de quinine 1,50.

Du 16 au 21, les douleurs n'ont pas reparu, les mouvements des membres sont très-libres ; tout symptôme articulaire a disparu ; l'appétit se fait sentir de plus en plus vif. Le sulfate de quinine est continué pendant deux jours à doses décroissantes, le 19 il est supprimé.

21. Le malade est délivré de son rhumatisme, mais le bruit de souffle au premier temps déjà ancien (dix-huit mois de date) persiste.

En rapprochant le phénomène caractéristique constaté à deux reprises par M. Sottaz, du point de côté, de la toux et de l'expectoration sanguinolente accusés par le malade au début des accidents, il est impossible de ne pas reconnaître les phénomènes d'une congestion pulmonaire, développée sous l'influence de la diathèse rhumatismale, le premier degré d'une pneumonie rhumatismale, une détermination pulmonaire précédant les manifestations articulaires de la diathèse. Il nous paraît difficile de ne pas admettre que, sous l'influence de la première apparition des phénomènes arthritiques, de la fluxion articulaire survenue trois jours après, la fluxion pulmonaire, en vertu d'une révulsion naturelle, s'est arrêtée dans son développement, a rétrogradé et finalement s'est dissipée avec rapidité; l'apparition rapide des phénomènes, leur mobilité, leur marche, sont d'ailleurs les caractères qui distinguent les lésions viscérales ou autres, de nature vraiment rhumatismale, survenues pendant le cours de la diathèse, de celles qui ne sont que des complications. (ABEILLE MÉD., 1863.)

PLEURO-PNEUMONIE RHUMATISMALE.

OBS. XI. — M. A..., 36 ans, délicat de constitution, souffrait depuis longtemps de douleurs rhumatismales aux extrémités inférieures, lorsqu'il fut pris d'un point de côté sous le sein gauche et d'une difficulté extrême de respirer. La douleur alla toujours en augmentant, et le troisième jour le malade expectora des crachats sanguinolents. Il y avait de la fièvre; la douleur de côté s'irradiait jusque sous les fausses côtes et s'exaspérait par la pression et les mouvements; il y avait du râle crépitant pendant l'inspiration et de la matité à la base du poumon gauche en arrière, la pommette du même côté était rouge et l'ovale inférieur de la figure était d'un jaune sombre.

On avait affaire ici a une pleuro-pneumonie bilieuse. Malgré un traitement approprié, les symptômes allèrent toujours en s'aggravant jusqu'au neuvième jour; à cette époque le genou droit devint le siége d'une vive douleur rhumatismale, et dès lors il s'opéra une grande amélioration. Le treizième jour la convalescence était établie. Celle-ci coïncida avec l'apparition d'une douleur vive à la partie latérale gauche du cou qui s'irradiait jusqu'à l'épaule du même côté, et cette douleur quitta bientôt ce nouveau siége pour se porter sur d'autres parties du corps et reprit ainsi la marche erratique qu'elle avait auparavant.

Il me paraît difficile de révoquer en doute, chez ce sujet, la nature rhumatismale de la pleuro-pneumonie.

Suivant l'empirique Rodamel, qui exerçait à Lyon il y a quatre-vingts ans environ, la pleuro-pneumonie rhumatismale se distingue de la vulgaire en ce que dans la première, la douleur de côté occupe une étendue assez considérable, qu'elle est exaspérée par la pression et les mouvements et est d'une grande mobilité.

Ce n'est pas tout. Dans la pneumonie rhumatismale, la fièvre est modérée, elle redouble le soir, la dyspnée est légère, la langue humide et la soif nulle ou très-modérée.

PNEUMONIE ET RHUMATISME ARTICULAIRE AIGU CONCOMITANT.

Obs. XII. — Augustin Dubois, cabaretier à Couy, canton de Sancergues (Cher), âgé de 50 ans, d'une santé délicate, fut pris le 27 mars 1852 de frisson avec tremblement et trouble de la vue, et peu de temps après il éprouva des douleurs aiguës dans le cou-de-pied et les orteils du pied gauche.

Le lendemain 28 mars, à une première visite, toutes les jointures étaient prises. La douleur, comme nous l'avons dit, a débuté hier matin par le pied gauche; quelques heures après, les genoux s'entreprirent à leur tour, et enfin, dans la nuit, les articulations de la jambe droite et du bras furent envahies presqu'en même temps par le principe rhumatoïde; on ne remarque ni rougeur ni gonflement; il y a de la diarrhée depuis cette nuit, deux vomissements bilieux ce matin; langue humide et jaune, soif modérée. En outre, il y a de la toux; suivant mon habitude, j'examine la poitrine et je constate du râle crépitant à la partie inférieure du poumon droit en arrière. Je fais exécuter au patient de longues inspirations pendant lesquelles il se déclare un léger point de côté sous le sein droit; la percussion produit le même effet; la respiration est à 44, le pouls est petit, faible, à 100; pas de céphalalgie. Saignée de 400,0 environ; potion stibiée; application de sangsues aux genoux qui sont le siége de vives douleurs.

29. Le sang d'hier est très-couenneux; les sangsues qu'on a appliquées hier soir aux genoux, au nombre de quatre à un et de trois à l'autre, ont tiré beaucoup de sang; la potion a décidé des selles et des vomissements bilieux.

Les douleurs articulaires ont beaucoup diminué, la toux est moindre; l'expectoration nulle, le point de côté est aussi amendé, mais le râle crépitant persiste; 28 inspirations par minute, pouls à 84, plein, large.

Seconde saignée de 500,0; potion stibiée; tisane fortement nitrée; compresses d'eau sédative autour des articulations malades.

31. Ce malade indocile a cessé tout traitement depuis ma dernière visite, et ne fait que boire de l'eau fraîche; cependant les douleurs ont beaucoup diminué, mais le râle crépitant persiste, les yeux sont chassieux, le pouls est intermittent, à 84.

Large vésicatoire au dos; reprendre la potion stibiée et la tisane nitrée.

3 avril. Amélioration notable; les douleurs rhumatismales ont dis-

paru; on n'entend plus de râle crépitant, la toux a beaucoup diminué, quelques râles muqueux ; le ventre est légèrement douloureux, selles diarrhéiques, céphalée frontale depuis deux ou trois jours, pouls régulier à 96 ; légère épistaxis hier et aujourd'hui. Potion kermétisée.

Quelques jours après, guérison.

Le rhumatisme articulaire et la pneumonie se sont déclarés simultanément chez le malade qui fait le sujet de cette observation ; les deux maladies marchèrent de front et se terminèrent en même temps. Il n'y eut donc ici ni métastase ni extension du rhumatisme des articulations vers le poumon. Le principe rhumatique frappa à la fois les jointures et le parenchyme pulmonaire, et céda partout en même temps, mais les douleurs n'abandonnèrent pas toutes les articulations simultanément ; elles quittèrent d'abord les genoux, puis les articulations tibio-tarsiennes, et enfin celles des membres supérieurs.

Dira-t-on que la pneumonie était, chez ce malade, indépendante de l'affection rhumatismale, qu'elle était une simple complication ? Cela ne me paraît pas possible, car il faudrait admettre que la même cause a produit deux effets différents sur le même sujet, ce qui serait, à mon sens, absurde.

ASTHME RHUMATISMAL.

Obs. XIII. — Madame P..., cafetière, âgée de 50 ans, tempérament lymphatique, embonpoint excessif, bonne santé habituelle, fut prise, sans cause appréciable, dans la nuit du 24 avril, d'une dyspnée considérable qui continue encore ce matin, 25. Elle tousse peu et n'expectore pas du tout ; face violacée, pas de point de côté ni de douleur en quelque région que ce soit ; pouls petit, irrégulier, précipité, rien au cœur ; râles sibilants et ronflants dans toute la poitrine.

Le docteur Delaire n'hésita pas, en présence de ces phénomènes, à diagnostiquer un asthme, et prescrivit : tisane de tilleul orangé, potion calmante antispasmodique, 15 sangsues à l'anus.

26. Un peu d'amélioration ; dyspnée moindre, figure moins violacée, anorexie, langue saburrale, huile de ricin.

27. Le mieux continue par rapport à l'affection thoracique, mais des *symptômes douloureux* se sont déclarés dans les *articulations scapulo-humérale gauche* et *tibio-fémorale droite*. Impossibilité de remuer les membres, dont les jointures sont endolories, tuméfiées, mais très-peu rouges ; urines rares, sédimenteuses, avec un dépôt briqueté abondant.

28. Les deux articulations tibio-tarsiennes sont prises. La malade ne peut goûter aucun repos.

29 et jours suivants jusqu'au 4 mai. Éruption d'*érythème noueux* confluent autour des articulations malades aux membres inférieurs, rare dans les interstices et aux membres supérieurs. Douleurs superficielles dues à l'éruption et douleurs profondes rhumatismales. La malade, comme enkylosée, ne peut exécuter aucun mouvement à cause de la violence des douleurs.

4 mai. La convalescence s'annonce par la diminution et la disparition des douleurs et de l'érythème, et le retour des mouvements; les urines, de fomenteuses qu'elles étaient, reprennent leur coloration normale.

Vers le 15 mai, madame P... peut se lever et commencer à vaquer à ses affaires; alors, la voyant en si bonne voie de guérison, M. Delaire cesse ses visites; mais le 25 mai il est appelé de nouveau; l'articulation scapulo-humérale droite, indemne jusque-là de toute influence morbide, est affectée à son tour de *douleurs rhumatismales* tellement violentes qu'on crut devoir les attaquer immédiatement par des injections souscutanées atropiques. Au bout de huit à dix jours, la malade entra de nouveau en convalescence, et depuis la guérison ne s'est pas démentie. (ABEILLE MÉD., 1863.)

L'influence rhumatismale sur les poumons est ici évidente. La malade est prise tout à coup d'une grande oppression, présentant tous les caractères de l'asthme essentiel. Quelques jours après des douleurs rhumatismales se déclarent dans plusieurs articulations qui deviennent le siége d'une fluxion active, et la dyspnée disparaît. C'est la nature, la physis médicatrice qui a opéré ici une puissante dérivation, en appelant le principe rhumatique des poumons où il siégeait sur les articulations des membres.

ASTHME RHUMATISMAL.

Obs. XIV. — Madame F..., 49 ans, d'une forte constitution en apparence, bien réglée encore, ayant eu plusieurs enfants et plusieurs avortements et une existence très-agitée, était depuis longues années en proie à une diathèse rhumatismale profonde qui, dans ses nombreuses manifestations, se localisait sur des points très-divers : les membres, les reins, l'utérus, la poitrine, l'estomac. Depuis quelques années, les hivers étaient de plus en plus mauvais; les douleurs rhumatismales devenaient très-intenses; les rhumes étaient fréquents et s'accompagnaient de dyspnée. A la partie antérieure et supérieure de la poitrine, à droite, la percussion donnait un son exagéré, en même temps que le murmure respiratoire y était faible. La malade se plaignait d'éprouver souvent, la nuit, une gêne de la respiration qui la forçait de s'asseoir sur son lit, et qu'elle rapportait nettement à la région sous-claviculaire droite, où elle affirmait percevoir une sensation pénible de tension ou de pesanteur. Ce n'étaient point encore des accès d'asthme caractérisés et violents.

Dans l'hiver de 1859-1860, grippe intense, bronchite grave avec fièvre ; toux déchirante, douleurs au devant de la poitrine, étouffements nocturnes, affaiblissement général. Malgré le traitement le mieux suivi, la malade ne peut se remettre.

Le 29 juin 1860, elle va au Mont-Dore les traits altérés, vieillie, ne pouvant manger sans des souffrances aiguës. La toux et les douleurs rhumatismales s'étaient effacées depuis un certain temps, et la respiration se faisait assez normalement.

Elle resta au Mont-Dore jusqu'au 24 juillet et prit, sous la direction de M. le docteur Richelot, deux verres d'eau minérale par jour ; bains à 32°, douches sur les épaules, bains de pieds dans la source, inhalations de la vapeur minérale.

D'abord il y eut réveil prononcé des douleurs rhumatismales qui se promenèrent sur les reins, les épaules, à l'épigastre, les entrailles, sur divers points du thorax. L'étouffement se reproduisit, mais seulement pendant vingt-quatre heures. Un léger écoulement leucorrhéique se montra et disparut promptement.

Dans les premiers jours, l'alimentation resta douloureuse et incomplète, puis, peu à peu la malade prit le dessus ; bientôt elle put manger sans souffrir. Les douleurs s'éteignaient. On put suivre chaque jour l'amélioration remarquable qui s'opérait et voir le teint s'éclaircir, le visage se colorer et rajeunir, les forces générales renaître.

De retour à Paris, madame F... resta sujette à des douleurs vagues jusqu'au mois de novembre suivant. A cette époque, elle prit chez elle l'eau du Mont-Dore transportée, pendant un mois, et l'hiver suivant fut très-bon ; madame F... reprit tout à fait sa belle apparence antérieure. Les signes de l'emphysème avaient notablement diminué, et la dyspnée asthmatique ne se reproduisit plus. Il n'y eut pendant tout l'hiver que quelques douleurs rares et peu intenses. Cinq ans plus tard, la santé de cette dame s'altéra profondément sous la double influence d'une chute très-grave et d'émotions morales à la violence desquelles elle ne put résister.

Nous avons ici un exemple d'asthme rhumatismal commençant qui fut enrayé par la cure arsénicale des eaux du Mont-Dore.

Dans le cours de son traitement, madame F... a éprouvé un écoulement leucorrhéique de peu de durée. Les eaux thermales exercent une grande influence, selon M. Richelot, sur la sécrétion de la muqueuse utérine. L'élimination de l'arsenic qui se fait, entre autres voies, par les membranes muqueuses et par la peau, rend compte des excitations locales qui se produisent dans ces tissus tégumentaires pendant et après la cure, et explique comment, par une sorte d'action substitutive, la médication qui nous occupe détermine, dans beaucoup de cas, une modification salutaire de l'expectoration, ou la guérison des leucorrhées qui avaient résisté à d'autres modes de traitement. (Michelot, *De la cure thermale du Mont-Dore dans le traitement des affections rhumatismales.* UNION MÉD., 2 juin 1866.)

§ III. — LE RHUMATISME DE L'APPAREIL DIGESTIF.

Le rhumatisme peut attaquer toutes les parties de l'appareil digestif et revêtir les apparences des inflammations et des névralgies des diverses parties de cet appareil. La dyssenterie elle-même peut être de nature rhumatismale. En effet, Stoll, dans son *Traité de la dyssenterie*, s'exprime ainsi : « On peut appeler la dyssenterie le rhumatisme des intestins, non d'après une certaine analogie éloignée et par métaphore, mais dans le sens propre et naturel de ces expressions, et regarder ces deux maladies comme congénères et filles d'une même mère. » Toutefois, Stoll admet également des dyssenteries inflammatoires, bilieuses, putrides, etc., etc.

RHUMATISME GASTRIQUE.

OBS. XV. — En 1805, le docteur Rodamel fut mandé par une femme atteinte depuis huit heures d'une douleur très-intense à l'épigastre, accompagnée, dès le début, de vomissements fréquents. Cette douleur s'irradiait aux hypocondres et augmentait par la pression et les mouvements du buste en avant. Il n'y avait point de fièvre.

Cette malade était sujette, depuis 1795, à la suite d'un rhumatisme articulaire aigu généralisé, à des douleurs plus ou moins vives aux extrémités.

Après quelques heures encore de souffrance et de vomissements, la douleur se déplaça sous l'impulsion des révulsifs et des diaphorétiques, sans doute, quoique l'empirique médecin fasse un mystère du traitement mis en usage, et les accidents gastriques cessèrent; la douleur avait émigré vers les fausses côtes du côté droit, où elle séjourna pendant quarante-huit heures environ, et puis enfin elle dévala vers la jambe gauche, où elle se fixa.

Obs. XV *bis*. — Une femme de 49 ans fut prise d'une violente douleur rhumatismale dans le bras droit. Cette douleur la priva pendant deux mois de l'usage de ce membre ; elle se porta ensuite sur le bras gauche, disparut et reparut quelque temps après sur la poitrine, dans les régions mammaires, puis elle émigra sur l'estomac, et depuis lors elle alterna entre ce membre et ce viscère, mais avec une telle disparité de tenues respectives, que, négligeant les conséquences naturelles de cette alternance, on s'en tint à l'idée d'une affection hystérique hypocondriaque, et que pendant deux années consécutives on administra à la malade des purgatifs, des débilitants qui ne firent que fixer davantage le rhumatisme sur l'estomac et détériorer une constitution jadis très-robuste.

C'est alors que Rodamel fut appelé ; ce praticien reconnut la nature de la maladie. Ainsi, le rhumatisme occupe alternativement le bras droit et l'estomac. Lorsqu'il siége sur le bras, l'estomac est libre, et les digestions sont faciles. Lorsqu'il se fixe sur l'estomac, les digestions sont pénibles et très-laborieuses.

La douleur est généralement sourde et tolérable ; quelquefois cependant elle revêt un caractère très-aigu, et s'accompagne alors d'angoisses et de vomissements.

Rodamel ne dit pas ce qu'est devenu ce malade.

RHUMATISME GASTRIQUE (GASTRALGIE).

Obs. XVI. — M. G..., 32 ans, magistrat, suivit dans l'été de 1860 une cure au mont Dore, sous la direction de M. Richelot. Le diagnostic porté par M. Gosselin était : « Douleurs et gastralgie qui nous ont paru rhumatismales. M. G... a des rhumatismes qui affectent principalement l'estomac, l'intestin et quelquefois les articulations et les muscles. »

Déjà, quatre ans auparavant M. G... avait fait une cure thermale au mont Dore, à la suite de laquelle il y avait eu pendant quinze jours redoublement des souffrances ; puis l'hiver avait été excellent. Cependant, plus tard la diathèse avait repris le dessus. Deux ou trois ans avant ce second voyage au mont Dore, M. G... avait été en proie à des démangeaisons et à des picotements douloureux en diverses régions du corps, avec éruption de petits boutons rouges, et à des maux de tête fréquents, pendant la durée desquels il lui semblait que sa tête était serrée dans un étau. Lorsqu'il se décida à se rendre au mont Dore pour la seconde fois, il éprouvait dans les genoux des douleurs qui se produisaient tous les jours, vers onze heures du matin, d'une manière subite. De même, une souffrance gastralgique prenait naissance tous les matins à cinq heures.

9 juillet. Deux verres d'eau minérale; bain à 38°; douche générale de vapeur à la suite du bain; pédiluve dans la source. Ce traitement a duré dix-huit jours consécutifs.

L'eau en boisson a été portée graduellement à quatre verres par jour. Le premier effet de son ingestion a été d'augmenter l'appétit; puis, au bout de quelques jours, l'appétit est devenu médiocre, et il s'est manifesté une amertume de la bouche qui se produisait tous les jours depuis deux heures après-midi jusqu'au dîner, et qui s'est dissipée quelques jours avant la fin de la cure. L'influence du traitement thermal sur les fonctions intestinales a été remarquablement salutaire. En effet, la constipation habituelle dont M. G... était atteint a disparu pendant son séjour au mont Dore.

Le bain et la douche générale de vapeur ont été suivis presque tous les jours d'une sueur excessivement abondante.

Le troisième jour de la cure, le bras droit est devenu le siège d'un retour atroce de la douleur, qui irradiait jusqu'aux doigts. Ce bras était un des siéges ordinaires de l'affection rhumatismale, mais les doigts n'avaient jamais rien ressenti. Cette douleur a persisté pendant plusieurs jours avec des rémittences. Le lendemain, pendant la nuit, démangeaisons pénibles et sensations de pointes d'aiguille qu'on enfoncerait dans la peau, principalement le long des membres supérieurs et des doigts. Ensuite cette sensation s'est manifestée aussi dans les pieds. Ce phénomène morbide rappelait complétement celui qui avait tourmenté le malade deux ou trois ans auparavant. Pendant plusieurs jours, ces piqûres et ces démangeaisons ont alterné dans les mêmes régions avec une douleur vive, qui éclatait tous les jours vers six heures du soir et persistait, en diminuant, jusqu'au lendemain matin.

Vers le douzième jour de la cure, avec la persistance des démangeaisons et des piqûres, coïncida l'apparition d'élevures rouges de la peau, qui disparaissaient et se renouvelaient dans le bain.

Enfin, après dix-huit jours de traitement, toutes les douleurs avaient disparu, à cela près d'un peu de gêne à la hanche droite dans les mouvements. La guérison a été complète et définitive. Plusieurs années après le malade jouissait d'une parfaite santé. (Richelot, *loc. cit.*)

RHUMATISME INTESTINAL.

Obs. XVI. — Un ancien soldat sujet depuis dix-sept ans à des douleurs qui avaient alternativement parcouru toutes les parties internes ainsi que celles des membres, fut pris tout à coup de douleurs dans les

mâchoires et les dents, qui persistèrent pendant six semaines. Au bout
de ce temps les douleurs se portèrent sur la poitrine et s'accompagnè-
rent de toux avec expectoration muqueuse. Dans la soirée du second
jour la toux et l'expectoration cessèrent comme par enchantement et en
même temps une vive douleur suivie de frissons se fit sentir dans la
région lombaire, où elle devint en quelques heures intolérable, puis
elle disparut brusquement de cette région pour se porter sur les intestins sous forme de coliques, suivies bientôt d'un violent ténesme
avec défecations liquides fréquentes et copieuses.

Cette attaque dura soixante-douze heures ; elle avait lieu par accès
à des intervalles de deux à trois heures. Au bout de ce laps de temps,
la douleur se porta tout à coup sur les dents du côté gauche, et presque aussitôt les coliques cessèrent comme par enchantement.

Cette jetée sur les intestins était la troisième qu'avait éprouvée le
malade à quelques années d'intervalle et sans aucune variété dans les
symptômes.

RHUMATISME INTESTINAL (ENTÉRALGIE) COMPLIQUÉ DE BLENNORRHÉE
DE MÊME NATURE.

Obs. XVII. — M. H..., de Paris, âgé de 40 ans, était tourmenté depuis plusieurs années par une affection rhumatismale chronique qui
attaquait successivement des organes divers et se présentait sous des
formes très-variées, lorsqu'en 1858 la diathèse se localisa définitivement
sur le bras gauche qui fut pris d'un engourdissement accompagné ou
non de légères douleurs, mais toujours pénible, sur le tube digestif,
qui offrait les symptômes d'une véritable *entéralgie*, et enfin, en même
temps, sur la muqueuse urétrale, qui devint le siége d'une blennorrhée
se reproduisant sans coït préalable nécessaire et sans excès de table,
sous l'influence du froid et des changements de temps.

Tel était l'état de M. H.. à son arrivée au mont Dore, le 27 juin 1858.
Cet état durait depuis le commencement de l'hiver. M. Richelot lui fit
prendre des bains de 33° à 35° de quarante-cinq minutes de durée ;
douche à 40° sur le bras gauche pendant le bain ; des pédiluves dans la
source à la température native de 44° ; des inhalations de vapeur minérale pendant une demi-heure d'abord, puis pendant une heure, et
enfin, deux à trois verres d'eau minérale en boisson dans les vingt-
quatre heures.

Pendant la première moitié de la cure, le malade a été un peu éprouvé,
et après il a commencé à ressentir de l'amélioration. Pendant tout le
temps, l'appétit a été bon et les digestions se sont bien faites. L'impulsion reçue au mont Dore se continua après le traitement au point

que l'hiver suivant M. H... jouissait d'une parfaite santé ; la guérison s'est maintenue. (Richelot, *loc. cit.*)

Le côté remarquable de cette observation c'est la blennorrhée de nature évidemment rhumatismale. Cette blennorrhée n'est pas généralement admise, il est vrai, mais elle ne saurait être révoquée en doute dans l'espèce. Elle disparut en effet avec l'entéralgie sous l'influence des eaux du mont Dore, dont l'action élective sur les muqueuses est ainsi confirmée une fois de plus.

Il ne faut pas confondre la blennorrhagie rhumatismale avec le rhumatisme blennorrhagique dont nous avons déjà parlé, car dans le premier cas, c'est le rhumatisme qui donne naissance à la blennorrhagie, tandis que dans le second, c'est, au contraire, la blennorrhagie qui engendre le rhumatisme.

Ce malade avait-il contracté une chaude-pisse dans un coït impur plus ou moins longtemps avant son affection rhumatismale? M. Richelot ne le dit pas, et c'est là une omission regrettable.

RHUMATISME PÉRITONÉAL ; ASCITE ; INJECTIONS IODÉES ; GUÉRISON.

OBS. XVII *bis*. — Une femme âgée de 50 ans, d'une bonne constitution, ayant cessé d'être réglée depuis six ans, fut atteinte pour la première fois de rhumatisme articulaire aigu pendant l'hiver de 1860, puis vers la même époque des années suivantes. En août 1863, elle s'est aperçue d'un peu d'œdème des extrémités inférieures ; le rhumatisme avait ensuite reparu en septembre, mais avec une durée moindre que précédemment ; à la suite, l'œdème s'était accru et le ventre avait acquis un grand développement. L'hydropisie, combattue d'abord par les diurétiques, n'avait aucunement diminué.

Lorsque le docteur Descloux fut appelé à voir la malade le 25 décembre 1863, elle était amaigrie, anémiée ; l'abdomen très-volumineux, mesurant 1ᵐ,34 de circonférence à l'ombilic, décelait, à l'exploration physique, tous les signes classiques de l'ascite. L'administration des purgatifs et des diurétiques énergiques étant restée sans succès et le développement du ventre augmentant au point de rendre la dyspnée extrême, une ponction fut pratiquée le 9 janvier 1864. L'examen des organes abdominaux, fait soigneusement après cette opération, celui du cœur aussi sans doute, ayant fait écarter toute idée d'affection organique, cause de l'hydropisie, M. Descloux pensa que l'ascite était due à une localisation rhumatismale sur la séreuse péritonéale et se crut autorisé lorsque, quelque temps après, l'épanchement dans l'abdomen

se reproduisit, à proposer l'injection de teinture d'iode comme moyen
d'en prévenir le retour.

En conséquence, le 30 janvier, après avoir évacué la sérosité asci-
tique, il poussa dans l'abdomen un mélange de : teinture d'iode 16,0,
iodure de potassium 1,0, eau distillée 100,0 tiédi au bain-marie ; puis
après avoir malaxé le ventre pendant deux ou trois minutes pour
mettre tous les points du péritoine en contact avec le liquide injecté,
il laissa le plus possible de celui-ci s'écouler par le trocart. Il y eut,
au moment de l'injection et à la suite, une très-vive douleur dans le
ventre, surtout vers la fosse iliaque gauche, mais qui ne tarda pas à
s'atténuer.

Légère compression de l'abdomen, extrait d'opium 0,05, boissons
fraîches, diète. Le lendemain, il restait de la douleur, bien diminuée
d'ailleurs, mais augmentant par la pression ; pas de vomissement ni de
nausées ; garde-robe, urines plus abondantes qu'avant l'opération ;
pouls tombé de 80 à 72. Boissons fraîches et tempérantes ; potion avec
iodure de potassium 10,0 pour 300,0 d'eau distillée ; une cuillerée matin
et soir ; cataplasmes laudanisés ; bouillon.

Nous ne suivrons pas jour par jour la marche de la maladie et du
traitement (frictions sur l'abdomen avec mélange de teinture de scille
et digitale, purgatifs salins, alimentation légère) ; nous nous bornerons
à dire que, après avoir présenté quelques légers symptômes d'iodisme,
qui se dissipèrent avec rapidité, la malade alla de mieux en mieux. Les
douleurs du ventre diminuèrent et disparurent en même temps que le
volume se réduisit jusqu'à 1ᵐ,10 de circonférence ; de même de l'œdème
des membres qui, d'abord resté à peu près stationnaire, se mit à son
tour à décroître très-sensiblement.

Le 2 mars, alors que l'état s'améliorait de plus en plus depuis quelques jours, se manifestèrent de vives douleurs dans l'abdomen, douleurs que M. Desclaux crut devoir rapporter à l'affection rhumatismale
et combattre comme un rhumatisme articulaire par le sulfate de quinine. Ces douleurs allèrent en diminuant et finirent par disparaître.
Quelques jours après, 1ᵉʳ avril, le genou droit devint douloureux à son
tour, avec rougeur et gonflement, symptômes qui persistèrent environ
une semaine.

Entre-temps, l'œdème avait diminué peu à peu, le volume du ventre
s'était réduit au point de n'avoir plus, le 9 avril, que 86 centimètres de
circonférence, mesure à peu près normale. A cette date, l'état général
était très-satisfaisant, la malade se levait, pouvait vaquer aux soins de
son ménage ; mais il lui restait des douleurs, tantôt dans les extrémités
inférieures, tantôt dans les supérieures ; ces douleurs, toutefois, étant
très-supportables, elle refusait de se soumettre à aucune médication,

de crainte de voir renouveler l'ascite par leur disparition. (Bull. de la Soc. imp. de méd. de Toulouse.)

§ IV. — Rhumatisme de l'appareil urinaire.

Le rhumatisme peut se porter sur les reins et la vessie et simuler la néphrite, le cystite, les calculs ou les coliques abdominales ou vermineuses.

RHUMATISME NÉPHRITIQUE.

Obs. XVIII. — Un enfant de 12 ans, après avoir habité plusieurs années une maison humide, était devenu sujet à des coliques qui paraissaient à des époques plus ou moins rapprochées. Elles occupaient ordinairement le ventre et quelquefois la vessie ; dans ce dernier cas, il y avait difficulté d'uriner et rétraction des testicules. On méconnut le mal, qu'on prit pour des coliques venteuses ou vermineuses.

Étant en pension, cet enfant fut atteint d'une fièvre continue grave, pendant la convalescence de laquelle on s'aperçut qu'il éprouvait parfois dans la déambulation une gêne qu'il rapportait à une douleur fixe, tantôt à l'un des genoux, tantôt aux deux jambes. Deux ans après, il fut atteint d'un rhumatisme articulaire aigu qui parcourut toutes les articulations des membres, le cou, la poitrine et le bas-ventre.

La maladie dura deux mois. Pendant sa durée, Rodamel observa que la douleur revenait très-souvent au côté droit de la région rénale ; elle devait être la même qu'avait précédemment éprouvée le patient, puisque toutes les fois qu'elle commençait à grever cette partie, il s'écriait : « Je reprends ma colique. »

L'absence de toute espèce de gravier, les antécédents et les commémoratifs, ainsi que le rapprochement de l'ensemble des circonstances, telles que les apparitions toujours subites de la douleur, quelle que fût la partie sur laquelle elle sévissait, l'abandon constant de la région qu'elle grevait toutes les fois qu'elle en attaquait une autre, son exaspération, sous la pression, de la partie affectée, enfin la constante intégrité des forces digestives et des autres fonctions, firent soupçonner à Rodamel la véritable nature du mal, à savoir un transport du rhumatisme sur le rein droit.

RHUMATISME VÉSICAL.

Suivant Rodamel, le rhumatisme de la vessie se présente sous trois formes : 1° sous la forme de douleur obtuse avec sensation pénible dans l'émission des urines ; 2° sous la forme de douleur aiguë avec ischurie; 3° enfin sous la forme de douleurs chroniques provenant des désordres qu'avaient produits soit ses attaques, soit son séjour prolongé. Nous allons mettre sous les yeux du lecteur une observation de chacune de ces formes.

RHUMATISME VÉSICAL AVEC DOULEUR OBTUSE (1re forme).

Obs. XVIII *bis*. — Un ancien soldat éprouvait par intervalle une douleur obtuse dans la région de la vessie avec de fréquentes envies d'uriner sans pouvoir les satisfaire complétement. Cette douleur reconnaissait pour cause des douleurs rhumatismales aux extrémités inférieures, contractées à l'armée, et qui depuis son retour s'étaient faits sentir aux membres supérieurs et se renouvelaient sur les unes et les autres à chaque changement atmosphérique; mais toutes les fois qu'elles se fixaient sur la vessie, les extrémités restaient libres.

Rodamel parvenait toujours à les déplacer de cette région et à les attirer vers les extrémités, à l'aide des révulsifs, sans doute.

RHUMATISME VÉSICAL AVEC DOULEUR AIGUE. ISCHURIE (2e forme).

Obs. XIX. — En 1803, un malade se présenta à Rodamel accusant une vive douleur à la vessie. Cet organe était très-distendu par l'urine et très-sensible au toucher; le patient éprouvait de fréquents besoins d'uriner, de là des efforts violents pour satisfaire ce besoin et consécutivement chute du rectum. — Le pouls était concentré et la peau était couverte d'une sueur froide.

Il ne faut pas oublier que ce malade était sujet depuis longtemps à des douleurs rhumatismales chroniques.

Rodamel commença par vider la vessie à l'aide du cathétérisme et rappela ensuite le rhumatisme sur l'un de ses siéges les plus habituels, et le malade fut aussitôt délivré de sa rétention d'urine.

RHUMATISME VÉSICAL (3e forme).

Obs. XX. — M. ***, âgé de 54 ans, robuste de constitution, était atteint depuis quinze ans de rhumatisme chronique au bras gauche d'abord, puis au pied et enfin au genou du même côté.

En 1806, les douleurs devinrent aiguës avec rougeur et gonflement dans les articulations du coude et du poignet gauches. Le mal ne céda qu'au bout de six semaines de traitement.

A quelque temps de là, le rhumatisme redevint chronique sur les parties primitivement affectées.

En avril 1807, la douleur quitta le poignet, où elle siégeait depuis quelques semaines, pour se porter sur la vessie, détermina une difficulté extrême d'uriner et successivement une évacuation de sang par l'urètre.

On crut à une affection syphilitique et l'on traita le malade par les mercuriaux pendant cinq mois. Enfin dans le mois d'octobre de la même année, Rodamel fut consulté. Voici ce qu'observa ce médecin : la vessie était sensible à la pression, l'émission des urines se faisait à plein canal, mais les besoins de les rendre étaient fréquents et douloureux. L'urine entraînait avec elle des mucosités floconneuses et pelliculaires qui, au bout de quelques heures, tombaient au fond du vase et se mêlaient à une autre substance muqueuse tantôt blanche, tantôt brune, souvent striée de sang. Il y avait en outre une fièvre lente avec redoublement dans l'après-midi, amaigrissement progressif, toux fréquente avec expectoration muqueuse striée de sang. L'appétit était nul depuis quelques jours, la langue était sale, il y avait teinte jaune autour des ailes du nez et de la lèvre supérieure.

A la diminution graduelle des douleurs éprouvées pendant quinze ans, aux extrémités, et à leur disparition complète depuis que le malade souffrait dans la région de la vessie, Rodamel reconnut un rhumatisme vésical. En conséquence, après avoir dissipé, à l'aide d'un éméto-cathartique, l'état bilieux, il rappela le rhumatisme sur les parties primitivement affectées, et aussitôt tous les phénomènes morbides cessèrent du côté de la vessie, les urines devinrent claires et limpides, la douleur que le patient éprouvait en urinant se calma, puis disparut et enfin, la douleur hypogastrique se dissipa à son tour et tout rentra dans l'ordre.

§ V. — Rhumatisme utérin.

Le rhumatisme de l'utérus n'est pas admis par tous les médecins. Osiander, Bennett et plusieurs autres en nient l'existence; d'autres décrivent cette maladie sous le nom d'irritabilité utérine, d'hystéralgie, de métralgie, de crampes utérines, de douleurs spasmodiques, de convulsibilité, de tétanos ou de trismus, de strictures de la matrice ou même de névralgie lombo-abdominale. D'autres auteurs enfin la considèrent comme une inflammation franche de la membrane interne de l'organe ou des enveloppes fœtales, sous le nom d'endométrite, d'amniotite ou même d'endométrite placentaire et de placentite.

Toutes ces maladies suivant M. Gautier de Genève, n'en font qu'une qui est le rhumatisme de l'utérus; c'est aussi mon opinion.

Le rhumatisme peut affecter l'utérus à l'état de vacuité, ou à l'état gravide, ou bien après l'accouchement. M. Wigand donna le premier, en 1803, une bonne description du rhumatisme de l'utérus gravide. Le docteur Salathé, les professeurs Stoltz, Dezeimeris, Charlton, Rigby, Taylor écrivirent successivement sur le même sujet, et enfin M. le docteur Gautier de Genève publia en 1858 un très-bon travail sur le rhumatisme de l'utérus envisagé spécialement pendant la grossesse et l'accouchement. C'est ce travail qui nous servira principalement de guide dans la rédaction de ce paragraphe.

1° Rhumatisme de l'utérus à l'état de vacuité.

Le symptôme prédominant du rhumatisme utérin est la douleur, douleur spontanée se faisant sentir d'une manière permanente, rémittente ou intermittente, subissant des exacerbations violentes à marche irrégulière, ayant pour point de départ un ou plusieurs points circonscrits de l'utérus constatables au toucher et s'irradiant de là aux régions environnantes, c'est-à-dire à l'épigastre.

Cette douleur est mobile, se transporte d'une région à une autre et est tantôt pulsative, tantôt ressemblant à la sensation vive d'une brûlure ou à des élancements vifs et rapides; elle offre, en un mot, une grande analogie avec les douleurs de la parturition. — Chez deux malades de Scanzoni, elle ressemblait à une crampe qui partant du bassin s'étendait de proche en proche et produisait dans tout le corps une sorte de spasme électrique; le toucher provoquait de vives douleurs dans quelques points du museau de tanche, et le vagin et la vulve participaient quelquefois à la sensibilité de l'utérus.

A l'aide de la sonde utérine on constatait aussi des points douloureux dans le corps de la matrice et surtout à l'orifice interne du col.

Un second symptôme signalé par plusieurs observateurs et auquel, suivant M. Gautier, on doit peut-être attribuer la stérilité habituelle chez quelques malades, c'est le spasme ou la contraction spasmodique de l'utérus.

La fièvre est nulle ou très-peu marquée dans le rhumatisme utérin, mais il y a des troubles menstruels et digestifs ainsi que de la douleur au col de la vessie.

La durée des paroxysmes des douleurs lancinantes ne dépasse jamais quelques heures, mais la maladie elle-même peut durer des semaines, des mois et même des années.

Obs. XXI. — Une malade sujette depuis plusieurs années à des douleurs rhumatismales, souffrait cruellement depuis plusieurs jours d'un rhumatisme à la jambe droite lorsque le principe rhumatique quitta brusquement ce membre pour se porter sur l'utérus qui venait d'être fluxionné par la fonction périodique. Cette douleur aiguë et dominante était intermittente et avait les caractères des douleurs de l'enfantement, l'hypogastre était sensible au toucher et l'utérus était soulevé, volumineux et sensible.

L'empirique Rodamel attira, dès le lendemain, le rhumatisme sur le genou gauche et la matrice fut dès lors complètement libre.

Obs. XXII. — Une femme âgée de 38 ans, délicate de constitution, sujette à des douleurs rhumatismales anciennes et affectée d'un relâchement de la matrice, fut prise pendant un voyage de six lieues par un froid humide, d'une vive douleur au sein gauche, et, chose remarquable, cette douleur cessa tout à coup en descendant de voiture, mais elle reparut très-peu de temps après dans la région hypogastrique.

Rodamel fut appelé; il trouva la malade en proie à des défaillances et à des angoisses. La douleur siégeait dans l'utérus, s'irradiait aux parties environnantes, s'exaspérait par intervalles, avait lieu par accès et offrait la plus entière ressemblance avec les douleurs de l'enfantement.

Rodamel délogea la douleur qui se porta sur les fausses côtes, d'où elle s'irradiait du côté gauche jusque dans la région rénale, et le soir de ce même jour, calme complet. Enfin, le jour suivant le rhumatisme reparut au bras gauche, son siége primitif, et l'utérus resta libre.

5° Rhumatisme de l'utérus en état de gestation.

Le rhumatisme peut affecter l'utérus dans le cours de la grossesse depuis le deuxième mois jusqu'à la fin de l'accouchement; mais plus on approche du terme, plus il est fréquent.

Le rhumatisme de l'utérus, à l'état gravide comme à l'état de vacuité, est caractérisé par deux symptômes, la douleur et le spasme; la douleur subit de légères variations, suivant l'époque à laquelle elle apparaît, suivant la fonction que l'utérus remplit.

D'après M. Gautier, on observe d'abord de la courbature, des douleurs contusives dans les membres, des vertiges, des palpitations, des syncopes. Peu de temps après ou simultanément une douleur *continue*, sourde, gravative, pongitive ou tensive, d'intensité variable, se fait sentir au sacrum, à l'hypogastre, aux flancs. Cette douleur est exaspérée par les mouvements du tronc et des membres inférieurs et souvent aussi par les mouvements actifs du fœtus. Puis, au bout de quelques jours, de quelques semaines, sous l'influence d'un mouvement de la malade ou du fœtus, d'une émotion ou sans cause appréciable, elle acquiert soudain une intensité extrême. Ce sont des élancements aigus, déchirants qui partent de quelques points, de quelque région de l'utérus, d'où ils s'irradient dans tous les sens.

Ces élancements sont fugitifs ou bien se répètent coup sur coup durant un laps de temps indéterminé de plusieurs heures quelquefois ; ils s'irradient le long de la face interne des cuisses et des jambes, à l'épigastre, à la vessie, au rectum. La pression sur l'utérus exaspère encore ces douleurs.

Pendant les paroxysmes, les malades sont en proie à la plus grande anxiété ; elles demeurent immobiles sur leur couche, les cuisses fléchies ou à demi fléchies contre l'abdomen.

La contraction peut siéger exclusivement sur le museau de tanche : de là rigidité spasmodique du col de l'utérus.

On croirait au premier abord que la contraction de l'utérus doit provoquer l'avortement. Ce résultat est cependant très-rare, car la contraction rhumatismale est beaucoup plus faible et moins uniforme que la contraction active normale de l'accouchement. Cet accident, comme le remarque M. Gautier, ne peut arriver que lorsque la contraction partielle occupe le fond de la matrice sans s'étendre jusqu'au segment inférieur, car, dès lors, il s'opère sous son influence un amincissement puis une dilatation des parois de l'orifice, et, par suite, l'avortement.

On a constaté quelquefois la dilatation du col, mais elle se reforme ordinairement.

En général il n'y a pas d'écoulement par le vagin, pas d'exsudation séreuse, pas d'épanchement lymphatico-plastique. M. Gautier cite un seul cas d'écoulement sanguin peu abondant, et l'observation XXVI offre l'exemple d'un écoulement visqueux.

La fièvre, dans le rhumatisme utérin, n'est jamais intense, le pouls varie entre 80 et 112 ; on observe des frissons répétés suivis de chaleur modérée de la peau et de transpiration ; il y a de la céphalée ; l'agitation, l'angoisse font rarement défaut, quelquefois il y a de la tendance aux syncopes ; les urines laissent déposer un sédiment rouge briqueté abondant ; inappétence, langue blanchâtre, constipation habituelle et, malgré cela, ténesme rectal et défécation douloureuse.

Les accès ne sont pas toujours aussi intenses ; ils sont quelquefois très-légers, à exacerbations éloignées, et la fièvre est presque nulle.

C'est pendant le travail de l'accouchement que le rhumatisme utérin est le plus fréquent et offre le plus d'intensité. La contraction rhumatismale se distingue de la contraction utérine ordinaire en ce qu'elle est douloureuse du commencement à la fin, tandis que l'ordinaire n'est douloureuse qu'à la fin. Enfin le rhumatisme utérin pendant les suites de couches ne se distingue des tranchées utérines normales que par l'intensité plus grande, la durée prolongée, le caractère lancinant des douleurs, par leur retour sous forme de paroxysmes irréguliers, enfin et surtout parce que le plus souvent elles auront été précédées d'accès de douleurs spasmodiques pendant la grossesse, l'accouchement ou la délivrance.

Lorsque le rhumatisme affecte les bords de l'orifice, ceux-ci sont très-douloureux au toucher et le col utérin est rigide, dur, comme resserré et ne subit aucune dilatation pendant la contraction.

Ordinairement après l'accouchement les douleurs et les spasmes se dissipent, mais ils peuvent reparaître à l'occasion de la délivrance, quelquefois même ils ne se montrent qu'après l'expulsion de l'enfant.

Débarrassé du produit de la conception, l'utérus affecte en se contractant les formes les plus irrégulières, le plus souvent la forme en sablier, et si la contraction est permanente, elle oppose un obstacle invincible à la délivrance. C'est l'enchatonnement spasmodique du placenta.

Le rhumatisme utérin se manifeste quelquefois pendant ou après la délivrance et peut alors donner lieu à des hémorrhagies plus ou moins graves dont la source provient des portions de la matrice qui ne se contractent pas.

Le rhumatisme utérin se complique quelquefois de rhumatisme de la vessie et du rectum ; de là envies fréquentes d'uriner ou rétention complète de l'urine ; du côté du rectum contraction douloureuse du sphincter, ténesme et envies fréquentes et infructueuses de défécation. Il peut se compliquer aussi de l'hydropisie de l'amnios.

La durée de chaque attaque du rhumatisme de la matrice est d'un quart d'heure à vingt-quatre heures. On l'a vu quelquefois durer dix à douze jours, ce qui est rare, et l'on peut avoir plusieurs attaques dans le cours d'une grossesse et revenir dans les grossesses subséquentes.

Le rhumatisme utérin se termine le plus souvent par résolution, quelquefois par inertie de la matrice et très-rarement par l'avortement; on l'a vu quelquefois se terminer par métastase. Mais peut-il se terminer par le passage à l'état chronique, à l'éclampsie et à la métrite? Il n'existe point d'exemples authentiques de ces terminaisons.

La cause la plus fréquente du rhumatisme utérin comme de toutes les affections rhumatismales est le froid humide. La saison, en effet, dans laquelle la maladie se montre le plus souvent, est la saison la plus humide et la plus froide de l'année.

On a préconisé contre le rhumatisme utérin les saignées générales et locales, les narcotiques, les anesthésiques, les antispasmodiques, les dérivatifs sur la peau, les applications émollientes ou résolutives, les bains locaux et généraux, les vomitifs; enfin, lorsqu'il y a intermittence bien marquée dans les douleurs, le sulfate de quinine est indiqué.

M. Gautier n'approuve pas les saignées générales, mais il conseille les sangsues sur la face antérieure de l'abdomen.

Les opiacés sont généralement associés à l'ipécacuanha, aux antispasmodiques ou aux purgatifs. L'opium calme toujours les douleurs et c'est en lavement que son efficacité est surtout grande. 10, 20 et même 30 gouttes de laudanum de Sydenham pour chaque lavement; M. Chailly en a administré jusqu'à 100 gouttes dans les vingt-quatre heures, sous cette forme.

A l'intérieur l'extrait d'opium se donne à la dose de 2 centigr. 1/2 associé à 1 centigr. d'ipécacuanha, toutes les heures ou toutes les deux heures, et on le continue jusqu'à ce que le sommeil survienne ou bien jusqu'à ce que des sueurs abondantes aient amené un soulagement marqué.

Chez les femmes nerveuses Wigaud associe l'opium au castoréum. Le colchique, l'aconit, l'acétate d'ammoniaque peuvent aussi rendre des services.

Dans les cas légers on peut recourir à la poudre de Dower, à la jusquiame, au laurier-cerise, à l'aconit, à la belladone. Cette dernière substance est surtout indiquée lorsqu'il y a contraction spasmodique de l'orifice du col ; elle trouve donc son emploi dans l'accouchement. M. Stoltz administre ordinairement des douches chaudes avec l'infusion des feuilles de belladone.

L'inhalation du chloroforme a été employée chez quatre malades avec un plein succès. Chez toutes les quatre le rhumatisme était survenu pendant l'accouchement.

Le chloroforme est aussi employé en topique, pur ou mélangé avec l'huile ou mieux encore avec le baume tranquille, et il est vrai qu'il n'amène pas un prompt soulagement dans les douleurs.

C'est surtout pendant le travail de l'accouchement que le chloroforme est indiqué, car il respecte les contractions physiologiques tout en calmant les contractions morbides, et si, par hasard, il suspendait aussi les contractions normales, il ne faudrait pas s'en inquiéter, car les expériences de Simpson prouvent que cet arrêt du travail ne dure pas au delà de quelques minutes. (Simpson, *Obstetric Memoire*, vol. VII, p. 736.)

L'inhalation du chloroforme ne devra pas être prolongée jusqu'à perte de connaissance. « Dès le début, dit M. Spiegelberg, il faut chercher à produire une anesthésie assez profonde afin d'éviter la période d'excitation nerveuse qu'on observe surtout lorsque l'inhalation a été faite avec des doses trop faibles. Plus tard il ne faut faire respirer le chloroforme que pendant les contractions et sans aller plus loin que le degré suffisant pour faire disparaître la sensation douloureuse. »

Après l'expulsion du fœtus, lorsque le rhumatisme se manifeste pendant la période de la délivrance, il faut, afin de prévenir l'enchatonnement du placenta et l'hémorrhagie qui en est presque toujours la suite, il faut, dis-je, introduire la main dans la cavité utérine pour décoller avec ménagement le placenta et amener par l'excitation du fond de la matrice les contractions régulières de l'organe.

Dans le cas où rien n'aura annoncé ces symptômes graves, il sera convenable, avant d'introduire la main dans l'utérus, de recourir à l'injection placentaire au moyen du sang du cordon et du sang de l'enfant, comme le conseille M. Gautier d'après M. Senn, et si le cordon est déjà coupé, il faut injecter de l'eau tiède ou froide dans la veine ombilicale, comme le conseille Mojon (de Gênes). On procédera ensuite au délivre, et si l'introduction de la main n'est pas possible,

on pratiquera des injections belladonées, on administrera des antispasmodiques, des bains locaux, afin de préparer les voies.

A l'appui de ces considérations sur le rhumatisme utérin, nous
allons relater ici quelques observations dont la plupart sont extraites
du mémoire de M. Gautier.

RHUMATISME UTÉRIN AU DEUXIÈME MOIS DE LA GROSSESSE.

Oss. XXIII. — Madame H..., 28 ans, taille élevée, embonpoint prononcé, très-impressionnable, sujette à des attaques hystériques, à des
syncopes et à des palpitations. Réglée à 18 ans régulièrement, mais
peu abondamment, habita, après son mariage, un rez-de-chaussée très-
humide et froid; son père est sujet à des douleurs rhumatismales. Depuis longtemps madame H... éprouve souvent une douleur parfois
vive, lancinante à la région précordiale sur le trajet des nerfs intercostaux.

A la suite d'un traitement par le fer, sa santé s'améliora et elle se
maria dans l'été de 1857. Deux mois après son mariage, au mois d'août,
elle fut atteinte de névralgie faciale intermittente qui fut jugée par le
sulfate de quinine.

Le 18 novembre, madame H... ressentit une douleur sourde derrière
l'arcade du pubis; le 28, cette douleur devint plus vive au point d'em-
pêcher le sommeil; elle s'irradiait aux parties environnantes. Après
deux heures de souffrances modérées, il survint des élancements très-
vifs au bas-ventre, s'exaspérant à chaque mouvement du tronc ou des
membres inférieurs avec spasme de l'utérus, ténesme vésical et rectal,
miction peu copieuse suivie d'une sensation de brûlure dans l'urètre.
Ces élancements durèrent de deux à huit heures du matin.

Le 28, dans la matinée, décubitus dorsal immobile, visage coloré,
expression anxieuse, peau halitueuse, pouls à 72; plus de douleurs lancinantes depuis une demi-heure, seulement douleur gravative, tensive à
l'hypogastre, et ce n'est que par une forte pression qu'on provoque une
vive douleur; abdomen souple, indolent dans les autres régions; pas
d'écoulement par la vulve, anorexie, urines foncées avec dépôt briqueté, selles dures.

Lavement avec 15 gouttes de laudanum de Sydenham; potion composée avec liqueur d'Hoffmann 1,0, chloroforme 60 centigrammes, eau 75,0,
à prendre par cuillerées toutes les demi-heures pendant l'accès; fomentations de pavot.

Il y eut plusieurs accès dans le courant de la journée. Deux demi-la-
vements laudanisés dans la soirée.

29. La nuit fut calme; un peu de bon sommeil. Ce matin l'améliora-

tion se soutient, le ténesme du rectum et de la vessie persiste; la pression réveille toujours une vive douleur.

10 centigrammes, toutes les trois heures, de poudre de Dower.

30. Hier soir, à neuf heures, il y a eu un accès qui n'a duré que deux ou trois minutes; ensuite sommeil tranquille; la pression réveille toujours une vive douleur.

Magnésie calcinée, 1 gramme.

2 décembre, amélioration notable. La pression sur l'hypogastre ne réveille plus qu'une légère douleur; mais la malade est brisée, très-faible; elle a des défaillances.

Les jours suivants, se sont encore manifestés plusieurs accès de douleurs lancinantes, à des intervalles éloignés de plusieurs jours; la faiblesse diminue, les urines sont toujours briquetées, la constipation persiste.

Madame H... a pris, pendant plusieurs semaines, 30 à 40 gouttes de teinture de Bestucheff (au perchlorure de fer et à la liqueur d'Hoffmann).

La marche de la grossesse n'a nullement été entravée, mais jusqu'au commencement du huitième mois les douleurs hypogastriques se sont montrées à de fréquentes reprises, tantôt sourdes, tantôt vives, lancinantes. L'accouchement se fit le 15 juillet; les couches furent heureuses.

Nous avons ici un exemple de rhumatisme utérin passé à l'état chronique. En effet, la maladie précédée de prodromes, dont la durée est de huit jours environ, dure elle-même trente-six à quarante-huit heures à l'état aigu avec fièvre légère; elle disparaît au bout de ce temps pour faire de temps à autre de nouvelles apparitions jusqu'au huitième mois de la grossesse. Dans ses récidives, elle se montre de moins en moins intense et ne s'accompagne d'aucun appareil fébrile (Gautier).

RHUMATISME UTÉRIN; HÉMORRHAGIE LÉGÈRE AU TROISIÈME MOIS DE LA GROSSESSE.

Obs. XXIV. — Madame A..., 21 ans, polisseuse de bijoux, constitution délicate, bien réglée depuis l'âge de 15 ans.

Depuis quatre mois qu'elle est mariée, le coït lui cause une douleur excessive et lui arrache des cris.

Suspension des règles depuis deux mois; le 7 juin 1856, douleurs soudaines très-vives, à intervalles irréguliers, dans le bassin et les lombes; en même temps, écoulement d'une faible quantité de sang rouge et liquide.

Le 8 juin M. Gautier est appelé; les douleurs continuent à se montrer par accès de courte durée avec une grande intensité ; quelques gouttes de sang de temps à autre par le vagin.

Le col utérin est très-bas, il est allongé, plus volumineux qu'à l'état normal, et d'une sensibilité extrême à la pression du doigt. C'est surtout la lèvre postérieure du col qui est sensible dans toute son étendue ; pouls normal ; urines faciles ; une garde-robe.

Un lavement laudanisé (8 gouttes de laudanum) fit cesser immédiatement les douleurs ; mais vers quatre à cinq heures, quelques élancements ayant reparu, un second lavement les chassa sans retour.

Le 9 juin, la malade n'éprouve plus qu'une gêne, un endolorissement dans le bas-ventre.

La grossesse n'a plus dès lors été troublée et s'est heureusement terminée.

Avant la grossesse, cette femme souffrait déjà de douleurs utérines ; on ne saurait expliquer autrement les douleurs excessives qu'elle éprouvait pendant le coït. L'écoulement sanguin que cette femme a présenté pendant les deux jours que dura la maladie est le seul exemple que possède M. Gautier de cette complication du rhumatisme de la matrice.

RHUMATISME UTÉRIN AU HUITIÈME MOIS DE LA GROSSESSE.

Obs. XXV. — Dans le courant de l'année 1845, un médecin allemand, le docteur Busch, observa deux fois le rhumatisme de l'utérus.

Le premier cas concerne une multipare de 20 ans, d'une constitution pléthorique, qui subit un refroidissement dans le courant du huitième mois de la grossesse ; peu après des douleurs violentes se déclarèrent du sacrum à la région inguinale. La matrice était douloureuse à la pression extérieure, se contractait périodiquement, irrégulièrement avec des douleurs intenses, en sorte que la portion vaginale de l'utérus, sensible elle-même, fut poussée profondément dans l'excavation sans que l'on pût observer de changement dans la longueur ou la forme du col qui était de quelques lignes ; l'orifice restait fermé ; la circulation générale était peu activée.

Les deux grossesses précédentes de la malade s'étaient terminées par avortement, et l'on avait tout lieu d'en attribuer la cause à une pléthore générale. Aussi avait-on déjà eu recours aux émissions sanguines. Pour cette dernière raison, la saignée ne fut pas répétée. On dirigea une douche de vapeur sur les parties externes de la génération, on fit des frictions avec l'huile chaude, on appliqua des émollients sur l'hypogastre, et l'on administra des purgatifs.

Dès le second jour la malade se trouva sensiblement mieux, puis elle ne tarda pas à guérir, et la grossesse put atteindre sa terminaison régulière.

RHUMATISME DE L'UTÉRUS AU HUITIÈME MOIS DE LA GESTATION ; CONTRACTIONS UTÉRINES, DILATATION DU COL, ÉCOULEMENT DE GLAIRES ; ORIFICE REFERMÉ ; GROSSESSE CONTINUÉE.

Obs. XXVI. — Le docteur E. Lobgeois (de la Ferté-Chevreuse), fut mandé, le 10 juin 1863, pour accoucher madame G....., âgée de 22 ans, mariée depuis trois ans. Avant le mariage, les règles étaient rares ; depuis cette époque, le molumen hémorrhagique s'accomplit régulièrement. Après quatre mois de cohabitation, madame G....., dont les règles sont suspendues depuis deux mois, est prise d'une hémorrhagie assez considérable avec douleurs utérines, puis tout rentre dans l'ordre.

Au mois de janvier 1862, les menstrues n'apparaissent plus ; au mois de mai suivant, avortement à quatre mois.

Vers la fin d'octobre 1862, les règles se suppriment de nouveau ; la grossesse suit son cours régulier jusqu'au 10 juin 1863, jour où le docteur Lobgeois est appelé. Ce médecin constate que le fœtus est vivant et que ses mouvements sont plus brusques et plus fréquents que d'habitude, qu'il n'y a point de perte, qu'il n'y a aucune trace d'éclampsie. Les grandes lèvres sont tuméfiées, le doigt traverse assez difficilement le canal vulvaire, il s'écoule par ce canal des mucosités visqueuses ; le col est mou, avec dilatation d'un demi-centimètre ; la tête est en position occipito-cotyloïdienne droite. Le toucher, le palper et la seule application du sthétoscope occasionnent des douleurs et provoquent des crises.

Il y a depuis deux jours de la chaleur, de la fièvre (110 pulsations), de la soif, de l'anorexie et insomnie.

M. Lobgeois se demande s'il a affaire ici à une métro-péritonite, ou à une métrite spécifique, ou bien à un rhumatisme. L'absence des nausées, l'endolorissement localisé dans le segment inférieur de l'utérus, éloignent toute idée de phlegmasie utérine, attendu que celle-ci occupe toujours la totalité de l'organe.

Des douleurs très-vives s'irradient vers le bassin, le vagin, les grandes lèvres et la partie supérieure des membres pelviens ; la malade fait de douloureux et vains efforts soit pour uriner, soit pour aller à la garde-robe. Dans le cours de ces douleurs, qui ont un caractère de rémission bien marquée, l'enfant fait des mouvements fréquents et douloureux pour sa mère. Ici la douleur commençait et finissait avec la contraction, tandis que les contractions utérines ordinaires sont douloureuses seulement à la fin, mais non au début. Les grandes lèvres sont turgides, le vagin est chaud, le toucher est très-douloureux. Tous ces symptômes firent porter le diagnostic suivant : rhumatisme du segment inférieur de l'utérus ; les causes étiologiques viennent à l'appui de ce diagnostic ; la malade habite en effet des parties basses, marécageuses, et les pluies abondantes et froides qui tombent depuis quelque temps prédisposent singulièrement aux affections rhumatismales.

Prescription : Décubitus dorsal, diète, 8 gouttes de laudanum de Sydenham dans un demi-verre d'eau, matin et soir ; un quart de lavement narcotico-émollient matin et soir, cataplasme sur le ventre, et pour boisson, décoction de chiendent, enfin un grand bain tiède d'une heure.

Le 11, même état à peu près, seulement contractions utérines moins fréquentes. Même régime.

Dans la nuit du 12 au 13, contractions plus fréquentes et plus douloureuses que la veille, la dilatation du col est d'un centimètre, écoulement de mucosité abondantes ; par le toucher, qui est très-douloureux, on ne trouve plus la tête, mais l'épaule droite, dos en arrière et tête à droite ; les contractions ne sont point celles de l'accouchement, elles sont douloureuses du commencement à la fin.

Frictions avec l'onguent mercuriel sur l'hypogastre trois fois par jour ; 12 gouttes de laudanum matin et soir. Le reste *ut supra*. Grand bain tiède, et de plus 6 grammes de sel de nitre dans chaque litre de tisane de chiendent.

Le 13, amélioration ; somnolence, pouls à 85, soif moindre, un peu d'appétit, le col se referme.

Traitement *ut supra*.

Le 14, l'amélioration se soutient.

Même traitement : un peu de lait coupé.

Le 16, suspension de tout traitement, sauf le décubitus dorsal et un grand bain.

Le 22, la malade a fait un trajet de 3 kilomètres à pied.

Cette observation est intéressante au point de vue scientifique et pratique. On ne doit point trop s'effrayer de l'avortement, malgré la dilatation du col, pendant le rhumatisme utérin. Joergz dit avoir vu en pareil cas un orifice avec dilatation de 0,05 centimètres et demi, se refermer ensuite, et la grossesse se prolonger jusqu'à terme.

Mais pourquoi le rhumatisme utérin ne s'étend-il pas toujours à la totalité de l'organe? Est-ce, comme le pense M. Lobgeois, parce que le tissu de la matrice est d'autant plus épais qu'il se rapproche plus du col, et que par suite ce tissu peut être rhumatisé avec plus d'intensité que les parties supérieures de l'organe de la gestation ? — Ce serait possible.

Obs. XXVII. — Madame P....., âgée de 22 ans, d'une bonne constitution, à la menstruation régulière, mais accompagnée de violentes douleurs, était enceinte pour la première fois, lorsqu'il survint un léger écoulement sanguin, par le vagin, sans douleur. Une saignée fut pratiquée, et pendant que le sang coulait de la veine, madame P.... fut prise de crampes suivies de douleurs à l'hypogastre. Deux ou trois jours après, avortement avec perte considérable.

La malade ne tarda pas à se remettre et eut deux fois ses règles beaucoup plus abondantes qu'auparavant, mais sans douleur, puis elle redevint enceinte. La dernière apparition des menstrues eut lieu les premiers jours d'avril. Le 5 janvier, madame P..... éprouva dans l'après-midi un peu de tiraillement dans le ventre, et dans la soirée elle perdit ses eaux sans ressentir de fortes douleurs ; celles-ci s'établirent lentement, avec peu d'intensité, au point que le 6, à quatre heures du soir, l'orifice utérin n'était dilaté que de la largeur d'une pièce de 1 franc. Pendant les douleurs, le col était dur et rigide, et en dehors des douleurs, les bords de l'orifice étaient mous ; tout le bas-ventre était indolent. Peu à peu les douleurs ressemblèrent à des crampes, furent accompagnées de souffrances très-vives dans le col utérin ; de là agitation, angoisses, cris perçants, resserrement spasmodique du sphincter anal, transpiration générale, pouls accéléré, ondulant, mou, et peu après violents frissons.

Lavement et injection avec la camomille et la ciguë, et ensuite bains de vapeur où elle ne tarde pas à éprouver un grand bien-être.

Les douleurs normales durèrent quelques heures, mais ensuite les crampes se montrèrent de nouveau et nécessitèrent l'emploi d'un troisième lavement et d'un bain de vapeur ; après quoi l'accouchement eut enfin lieu le 7 janvier, à quatre heures du matin. L'enfant était mort. Au bout d'une demi-heure, l'utérus était contracté, l'orifice porté en haut s'était fortement resserré sur le cordon, le placenta était resté dans la cavité utérine ; le sphincter anal était également contracté au point de ne laisser introduire la canule d'une seringue.

Infusion de valériane, émulsion d'amandes ; ventre souple, indolent.

Dans la nuit, envies d'uriner sans pouvoir les satisfaire ; de là agitation, le ventre devint plus saillant, sensible à la pression au-dessus du pubis, état général bon, sauf le ténesme vésical. Huile de ricin qui décida une selle et la miction, et en même temps expulsion du placenta. Celui-ci était propre comme s'il avait été lavé et replié en deux comme une feuille de papier.

Les suites des couches furent heureuses ; mais il n'y eut pas la moindre trace de lochies.

Au bout de quatre semaines, la menstruation se fit de nouveau, et le 27 décembre de la même année, madame P..... accoucha heureusement d'une fille vivante.

La durée complète du travail d'accouchement chez cette malade est de 48 à 50 heures. Depuis le début du rhumatisme utérin jusqu'au moment de l'expulsion de l'enfant, il s'écoule 12 heures. A partir de ce moment jusqu'à celui où le placenta est rendu, on compte 34 heures.

Il est impossible de ne pas voir clairement dans cette observation que les douleurs spasmodiques et la rigidité du col pendant le travail de parturition, de même que la constriction spasmodique de l'orifice après l'accouchement et le resserrement des sphincters de l'anus et de la vessie, sont les manifestations d'une seule et même maladie. (Gautier.)

CONTRACTIONS SPASMODIQUES DU FOND DE L'UTÉRUS APRÈS LA DÉLIVRANCE.

Madame A....., 40 ans, accouche à terme, le 1er avril 1846, à deux heures de la nuit, de son douzième enfant. Cette femme n'est pas très-robuste, mais bien portante. Aussitôt après la sortie de l'enfant, le placenta fut expulsé, l'utérus se contracta ainsi qu'on pouvait le sentir au-dessus du pubis. Peu de temps après parurent des tranchées très-violentes accompagnées d'un peu d'écoulement sanguin ; bientôt l'hémorrhagie, loin de cesser, augmenta, et au lieu de sang liquide parurent de volumineux caillots. La malade se plaignit de faiblesse ; la sage-femme fit appliquer des compresses froides sur l'hypogastre ; l'hémorrhagie cessa alors, mais à six heures du matin elle reparut et il sortit des caillots nombreux et volumineux. Encore à ce moment on pouvait sentir la matrice contractée au-dessus de la symphyse. On répéta les applications froides ; la malade devint pâle, faible, avait des défaillances ; on fit alors mander le docteur Gautier. Ce praticien distingué introduisit la main dans le vagin et put la faire entrer tout entière au travers du col largement ouvert, flasque, relâché, ballottant et comme paralysé, dans la cavité de la matrice qu'il trouva remplie de sang coagulé.

L'hémorrhagie était donc due à une paralysie partielle, à une innervation inégale et irrégulière de la matrice. Tandis que le fond de l'organe se contractait avec une intensité exagérée, le corps et le col restaient flasques et inertes, et l'hémorrhagie provenait de ces derniers.

M. Gautier laissa la main dans l'utérus, fit sortir les caillots, titilla la portion relâchée et sentit qu'elle reprenait peu à peu sa contractilité sous cette influence. Un sac de sable fut appliqué sur le ventre, on fit des frictions excitantes, on administra par la bouche des acides, de la cannelle, du seigle ergoté, du vin, des analeptiques, et après une heure et demie, les symptômes inquiétants s'étaient dissipés.

Les observations que nous venons de relater donnent une idée assez juste des variations qu'on peut remarquer dans les symptômes du rhumatisme utérin durant les périodes successives de la grossesse.

« Au deuxième mois de la grossesse, il est presque impossible, comme le dit M. Gautier, de trouver une différence dans la nature de la douleur entre le rhumatisme utérin de la femme enceinte et celui de la femme non gravide ; la marche seule diffère dans la grande majorité des cas; le rhumatisme à l'état de vacuité de la matrice est, en effet, le plus souvent une affection chronique de longue durée, tandis que chez la femme enceinte, il suit une marche aiguë et ne passe qu'exceptionnellement à l'état chronique. Quant à la douleur, son siége est le même, la sensation qu'elle produit est identique; qu'elle soit provoquée par la palpation abdominale ou par le toucher vaginal, elle offre les mêmes caractères, les *points douloureux* se retrouvent encore.

« Lorsque la grossesse avance, la douleur spontanée présente également son caractère continu et sans exacerbations irrégulières, mais occupant une région de l'utérus ou même l'utérus tout entier, elle est disséminée sur une large étendue ; on ne trouve plus de *points* douloureux, mais des *régions* douloureuses. Siégeant sur un organe musculaire puissant, la douleur provoque la contraction spasmodique passive de ses fibres, contraction qui existait bien déjà à l'état de vacuité et dans les premiers mois de la gestation, mais qui acquiert une intensité toujours plus grande à mesure que le muscle se développe. » (*Loc. cit.*)

Ici se terminent mes études sur le rhumatisme viscéral. Comme on l'a vu, je n'ai point fait mention du rhumatisme du cœur, cela aurait été inutile, car la péricardite et l'endocardite rhumatismale

sont très-fréquentes au point que, suivant M. Bouillaud, la coïncidence de l'endocardite avec le rhumatisme articulaire aigu est la
règle et la non-coïncidence l'exception.

Je n'aurais donc pu que répéter sans profit ce que tout le monde
sait sur le rhumatisme du cœur ou du moins de ses membranes interne et externe, l'endocarde et le péricarde. Mais avant de terminer,
un dernier mot ou plutôt une question : le principe rhumatismal
peut-il affecter le tissu musculaire du cœur et donner ainsi origine
à la cardite rhumatismale ? Rien de précis à ce sujet. J'invite donc
les observateurs à diriger spécialement leurs recherches et leurs in-
vestigations sur ce point encore inexploré de pathogénie.

APPENDICE.

RAPPORT

SUR LE MÉMOIRE INTITULÉ :
DU RHUMATISME ET DE LA DIATHÈSE RHUMATISMALE,

AYANT POUR ÉPIGRAPHE : *QUOD VIDI SCRIPSI*,

PAR LA COMMISSION DE LA SOCIÉTÉ DE MÉDECINE DE GAND,

COMPOSÉE

de MM. Fraeys, Onghena, Hulin, de Rudder, Stockman, Willems aîné
et Poirier, rapporteur.

« Messieurs,

« S'il était encore permis de contester l'utilité des concours académiques, le résultat que notre Société vient d'obtenir serait une réfutation suffisante. Les mémoires que nous avons reçus né sont pas seulement remarquables par leur nombre, mais plusieurs sont d'une valeur incontestable. Parmi les questions proposées, nous avons celle du rhumatisme et de la diathèse rhumatismale, question de la plus haute importance, parce qu'elle embrasse une partie de la pathologie interne extrêmement vaste, mais qui n'en a pas moins été traitée d'une façon remarquable dans deux mémoires, d'un mérite divers peut-être, et dont nous allons vous présenter une analyse aussi succincte que possible.

« Mais avant d'aller plus loin, avant de vous faire connaître notre décision, qu'il nous soit permis de rendre un égal hommage au zèle des deux auteurs de ces travaux. Au milieu des embarras de la pratique, ils se sont appliqués à une rude tâche, et ils en sont venus à bout de la manière la plus distinguée. Ces deux volumineux mémoires justifient la Société qui a osé mettre au concours une question aussi vaste, aussi difficile que celle du rhumatisme. Encore, messieurs, avons-nous étendu le cadre de ce sujet, en exigeant que la diathèse rhumatismale fût comprise dans la solution. Le rhumatisme, c'est la maladie visible ; la diathèse, c'est la maladie cachée ; c'est, si l'on peut le dire, l'anatomie et l'embryologie réunies, la diathèse est l'œuf de la maladie. Disons-le pourtant, dans notre idée, la diathèse était le point principal : d'elle on pouvait tout faire dériver ; c'était la pathologie générale simplifiant la partie de pathologie spéciale. Nos deux confrères ne l'ont pas compris ainsi : la question de la diathèse, accessoire dans un des mémoires, est presque oubliée dans l'autre. Ils n'ont pas facilité leur tâche, ils l'ont compliquée : pour juger bien, il faut partir d'un point de vue général philosophique. La philosophie est plus qu'une lumière ; c'est cette montagne aux abords difficiles, mais du haut de laquelle on saisit d'un coup d'œil l'ensemble d'un pays inconnu.

« Le mémoire avec l'épigraphe : *Quod vidi, scripsi*, est l'œuvre d'un praticien consommé ; il est divisé en cinq chapitres. Le premier chapitre traite du rhumatisme articulaire aigu ; le deuxième, du rhumatisme articulaire chronique ; le troisième, du rhumatisme musculaire ; le quatrième, du rhumatisme viscéral ; le cinquième, de la diathèse rhumatique. Ce travail est très-riche en observations ; mais, disons-le franchement, si beaucoup offrent un mérite réel, d'autres sont très-incomplètes, et peut-être que l'auteur aurait mieux fait de les supprimer, parce qu'elles déparent son œuvre. Quel jugement peut-on porter, par exemple, sur un cas que l'auteur n'a observé qu'un jour, dont il n'a plus revu le sujet et dont la description laisse beaucoup à désirer ? Peut-on invoquer l'efficacité d'un traitement, quand au bout de quelques semaines un rhumatisant, qu'on a perdu de vue, se représente guéri ? Mais, à part ces lacunes que nous signalons franchement, un praticien pourra tirer un parti utile de ces nombreuses observations : en les lisant, il reconnaîtra facilement celles qui offrent un intérêt réel. Après tout, l'auteur, qui est probablement pra-

ticien de la campagne (1), est peut-être excusable ; on sait effective-
ment que le paysan malade n'aime pas les visites nombreuses et que,
quelle que soit sa foi dans la médecine, il préfère encore ses intérêts
pécuniaires ; du *cito, tute et jucunde*, il ne recherche que le premier.

Vingt-trois observations de rhumatisme articulaire aigu, voilà pour
commencer le travail; plusieurs offrent un grand intérêt : on y rencontre la forme simple (obs. I), intermittente (obs. II), un rhumatisme
compliqué de méningite mortelle (obs. VI), puis des complications
nombreuses; un traitement extrêmement rationnel est varié selon
les indications.

Le rhumatisme articulaire aigu est peut-être ce qu'il y a de plus
connu dans la question que nous avons proposée, et pourtant que
d'incertitudes! Si la marche de la maladie est généralement bien décrite, si tout le monde est d'accord sur la durée variable de cette
forme, sur sa terminaison, tantôt si prompte, tantôt si longue, sur la
solution le plus souvent favorable, mais quelquefois si funeste, sur
ses complications mêmes, si bien décrites par les auteurs modernes,
que d'opinions sur sa nature! Pour notre auteur, et nous partageons
ses idées, le rhumatisme n'est pas une inflammation, ce n'est pas une
névrose non plus; quelle que soit son affinité avec la goutte, on ne
saurait pourtant le confondre avec elle. Nous recommandons l'étude
de cette discussion à ceux qui liront le mémoire de notre confrère,
elle est remarquable par sa vigueur et sa netteté; le parallèle qu'il
établit entre la goutte et le rhumatisme est une œuvre soignée; c'est
une réponse péremptoire à ceux qui pourraient soutenir encore l'i-
dentité de ces affections; mais nous différons avec lui sur un point :
de ce que le rhumatisme n'est ni une inflammation ni une névrose,
de ce qu'on doit le distinguer de la goutte, s'ensuit-il que ce serait
une affection séreuse, comme Hufeland le pense? L'auteur le croit
avec lui : la sérosité est, dit-il, le produit du rhumatisme, comme les
fausses membranes sont le produit de la diphthérie. Nous avouons
franchement que ceci ne nous paraît jeter aucune clarté sur la nature de la maladie; est-il possible, après tout, de connaître cette nature, et ne suffit-il pas au praticien de savoir que le rhumatisme est

---

(1) J'étais, en effet, médecin à Sancergues (Cher), lorsque je recueillis
la plupart des observations qui forment la base de cet ouvrage.

Macario.

une maladie distincte spéciale, sous la dénomination d'une diathèse particulière, exigeant également une étude spéciale? Vouloir aller plus loin, c'est chercher des ténèbres.

« La partie du traitement est simple ; il passe en revue les divers moyens recommandés ; mais on s'aperçoit facilement que la lecture des observations est plus instructive que ces considérations générales. Nous partageons pleinement les sympathies de l'auteur pour le nitrate de potasse, aussi n'insisterons-nous pas davantage.

« Le deuxième chapitre traite du rhumatisme articulaire chronique, qu'on pourrait appeler bien souvent l'opprobre de l'art; nous devons accueillir avec reconnaissance tout moyen thérapeutique nouveau qui peut produire la cure de ces affections rebelles. Après une description assez succincte de la maladie, l'auteur nous initie à son traitement; il consiste dans l'administration des bains de vapeur térébenthinée. Ce moyen, dont l'emploi date de plus d'un siècle dans le département de la Drôme, où l'exploitation des produits résineux des pins a lieu depuis longtemps, a été vanté par plusieurs médecins dans ces dernières années; notre auteur en est réellement enthousiaste. Après une description intéressante des effets physiologiques de ces bains, il rapporte dix observations très-détaillées pour prouver leur efficacité. Notre expérience ne nous permet pas de nous prononcer à ce sujet, nous renvoyons donc à ces observations, intéressantes même sous d'autres rapports. Signalons en passant la dixième, qui traite d'un rhumatisme blennorrhagique chronique, affection que le rapporteur de cette question a observée dans le service de feu le professeur Tierlinck, chez un individu qui a séjourné plus de deux ans sans guérir, malgré tous les traitements institués. Disons encore que dans la deuxième observation, rhumatisme chronique compliqué de paraplégie, la strychnine et le galvanisme ont pu contribuer à la guérison autant et davantge que les bains thérébenthinés. Enfin, sans partager tout à fait l'enthousiasme de l'auteur, nous croyons que l'usage des bains térébenthinés est rationnel, que c'est une pratique à essayer dans les cas rebelles, et qu'en faisant connaître ce moyen (ou plutôt en le vulgarisant) et les beaux résultats qu'il en a obtenus, il a rendu un service à la pratique.

« En parlant du rhumatisme musculaire, dans le troisième chapitre, l'auteur décrit avec soin les diverses formes, le gravido ou rhumatisme épicranien, le torticolis, la pleurodynie, le lombago, le psoëtis, le rhumatisme préabdominal, le rhumatisme du diaphragme et celui des membres. Quelle est la nature de ce rhumatisme? Faut-il admettre, avec beaucoup de médecins, que c'est une névralgie? L'auteur le pense parce que, dit-il, les bains térébenthinés ne réussissent guère dans cette maladie. Ce motif ne paraît pas très-sérieux, mais peu importe après tout.

« Parmi les onze observations, deux nous suggèrent quelques réflexions : ce sont deux cas terminés par la mort, chose qui du premier abord paraît extraordinaire. Dans l'observation VII il s'agit d'un cas de pleurodynie compliquée de lumbago ; notre confrère ne fit que deux visites. Trois jours après sa dernière, l'individu meurt; il croit à une métastase sur les centres nerveux. Pour nous, l'observation est très-incomplète ; le sujet a été peu observé, l'autopsie n'a pas été faite. Ce n'est que sur des conjectures que le médecin, qui depuis trois jours n'a pas vu son malade, peut baser son opinion. que nous ne pouvons pas combattre, mais qu'aucun motif fondé ne nous force à admettre.

« Dans l'observation VIII nous avons affaire à un lumbago mortel ; mais d'après les symptômes, la durée, nous croyons à une inflammation profonde. Ici aussi notre confrère n'a pu voir qu'une fois son malade (car la deuxième fois il était expirant), et l'autopsie n'a pu jeter aucune lumière sur ce cas malheureux.

« Le rhumatisme viscéral, qui forme le sujet du quatrième chapitre, n'est pas admis par tout le monde. Existe-t-il? Se produit-il d'emblée, ou n'est-ce qu'une affection métastatique? Voilà trois questions sur lesquelles on n'est pas d'accord. Pour nous, nous l'admettons, c'est-à-dire que nous admettons l'universalité de la diathèse rhumatismale, tout en reconnaissant des prédispositions diverses de tissu, et tout en avouant que le diagnostic est difficile toujours, et souvent incertain. Le rhumatisme du cerveau est aujourd'hui assez généralement décrit dans les livres, mais tandis que les uns le considèrent comme rare, d'autres veulent y rattacher la méningite cérébro-spinale épidémique. La symptomatologie est tellement variable, vague et obscure, qu'on ne saurait établir un diagnostic sans recourir au commémoratif, base bien souvent fragile; tout au plus soupçonnera la nature rhumatismale de la méningite chez l'individu affecté ou de rhumatisme présent ou de rhumatisme passé, ou d'une diathése rhumatismale. Parmi les observations diverses, la première, rhumatisme cérébral après les couches, nous paraît au moins douteuse. La deuxième et la troisième sont satisfaisantes; dans la quatrième la mort doit se rapporter à des complications du côté des poumons. Le rhumatisme peut-il engendrer la pneumonie, l'asthme et les diverses maladies des organes respiratoires? Nous sommes porté à le croire, pour l'asthme surtout, qui n'est au fond qu'une névrose, et, comme la plupart des névroses, est influencé le plus souvent par une diathèse. Au reste, sans entrer dans des détails, nous recommandons à nos lecteurs toute cette partie du mémoire. Ce sont pour la plupart des observations sur lesquelles les appréciations peuvent varier. Cette partie du mémoire est aussi complète que possible dans l'état actuel de la science; on est initié successivement au rhumatisme gastrique, intestinal, néphritique et vésical. Nous avons lu avec l'intérêt le plus vif la description de cette affection, si peu connue autrefois et sur laquelle les travaux modernes ont jeté le jour le plus vif : nous voulons parler du rhumatisme utérin; c'est surtout pendant la gestation que cette maladie s'observe; elle offre des degrés très-divers, souvent on n'y attache pas d'importance, mais parfois elle acquiert une violence extraordinaire. Cette étude est accompagnée de plusieurs observations remarquables.

« Enfin, messieurs, nous voici arrivé au cinquième et dernier chapitre, consacré à la diathèse rhumatismale. Ce chapitre est très-court. Placé à la tête du mémoire, il aurait offert plus d'intérêt; c'eût été une introduction philosophique; mais en le reléguant à la fin l'auteur lui a enlevé son importance. Disons toutefois que nous partageons les idées de l'auteur, idées vieilles d'ailleurs, et que l'Ecole vitaliste de Montpellier n'a cessé de professer. « Pour nous, dit-il, la diathèse est une maladie *in toto* ou *totius substantiæ*, comme diraient les anciens. C'est un état morbide général, persistant, pouvant rester latent pendant un temps plus ou moins long, empirant toujours lorsqu'on l'abandonne à lui-même (1), et pouvant à la longue altérer les liquides et les solides, et produire en dernier résultat la cachexie et la cacochymie.

« Ainsi, la diathèse est un fait, un état morbide réel, une maladie

---

(1) Nous différons d'opinion sur ce point : la nature est aussi un médecin parfois.

établie, en cours d'évolution, et non une maladie en voie de formation; en un mot, c'est l'affection. C'était déjà l'idée de Fernel.

« Nous clôturons par cette citation l'analyse de ce travail remarquable, œuvre éminente d'un médecin à la fois praticien consommé et théoricien distingué. Ses idées sont claires et justes, ses doctrines saines et son style correct. Ce n'est qu'à une deuxième lecture que nous avons pu apprécier ce que ce travail a dû coûter de peine. Tout vain étalage d'érudition en est absent, mais on y sent l'homme qui a étudié les maîtres avant d'observer par lui-même. Il y a des défauts, il y a des lacunes sans doute, et nous les avons signalées ; mais au nom de notre société nous nous applaudissons du travail que nous avons reçu, et nous avons l'honneur de vous proposer d'accorder le premier prix, et le titre de membre correspondant à son auteur, qui a pris pour épigraphe avec juste raison : *Quod vidi, scripsi* (1). »

---

(1) Le second prix a été accordé au mémoire portant pour épigraphe : *Non vetustatem, non novitatem, non consuetudinem admirari et sequi, sed unam, ubi fuerit, veritatem.*

FIN.

OUVRAGES DU DOCTEUR MACARIO.

1° Du sommeil dans l'état de santé et de maladie; précédé d'une lettre du docteur Cerise. 1 vol. in-8°, 1857. Chez Parisse frères, Paris et Lyon; et chez Germer-Baillière, 17, rue de l'École-de-Médecine, Paris.

2° Du traitement moral de la folie. Paris, chez Germer-Baillière, 1843.

3° De la démonomanie. (*In Annales médico-psychologiques.*) Paris, 1844.

4° Des hallucinations. (*In Annales médico-psychologiques.*) 1846.

5° De la paralysie hystérique. (*In Annales médico-psychologiques.*) Paris, 1844.

6° Des rêves. (*In Annales médico-psychologiques.*) 1846.

7° De la paralysie dans la pneumonie. (*In Bulletin de thérapeutique.*) Paris, 1850.

8° Topographie médicale du canton de Sancergues (Cher). Bourges, 1850.

9° Des affusions froides dans quelques affections nerveuses. (*In Annales médico-psychologiques.*) Paris, 1851.

10° De l'efficacité des inhalations iodées dans la phthisie. (*In Bulletin de thérapeutique.*) Paris, 1851.

11° Des fièvres continues graves. (*In Union médicale.*) Paris, 1857.

12° De l'embarras gastrique. (*In Abeille médicale.*) Paris, 1852.

13° De la pneumonie aiguë chez les paysans. (*In Moniteur des hôpitaux.*) Paris, 1853.

14° Des pulsations abdominales idiopathiques. (*In Annales médicales de la Flandre occidentale.*) Roulers, 1853.

15° De la pneumonie. Deuxième édition augmentée. (*In Annales médicales de la Flandre occidentale.*) Roulers, 1854.

16° Des paraplégies essentielles. (*In Annales médicales de la Flandre occidentale.*) 1854.

17° Des inhalations anesthésiques dans l'éclampsie. (*In Revue de thérapeutique médico-chirurgicale.*) Paris, 1854.

18° Des fièvres intermittentes. (*In Gazette médicale de Lyon.*) 1856.

19° De la colique nerveuse. (*In Gazette médicale de Lyon.*) 1855.

20° Des paralysies dynamiques ou nerveuses. Ouvrage couronné par l'Académie des sciences de Montpellier (médaille d'or, prix 1855). 1 vol. in-8°. Paris, chez Germer-Baillière. 1859.

21° Du traitement des fistules par les injections au nitrate d'argent. (*In Revue de thérapeutique.*) Paris, 1854.

22° Des bains de vapeurs térébenthinées. (*In Union médicale.*) 1857.

23° De la chlorose dans les deux sexes. (*In Annales médicales de la Flandre occidentale.*) Roulers, 1859.

24° De la dyssenterie. (*In Annales médicales de la Flandre occidentale.*) 1859.

25° Du maillot humide dans le traitement du rhumatisme articulaire aigu. (*In Abeille médicale.*) Paris, 1858.

26° Du traitement des névralgies et des affections goutteuses, rhumatismales et catarrhales chroniques par les bains de vapeurs térébenthinées. (*In Archives générales de médecine.*) Paris, 1859.

27° Leçons d'hydrothérapie, professées à l'École de médecine pratique de Paris. (1 vol. n-12, deuxième édition. Paris, chez Germer-Baillière, 1860.

28° Du traitement des fièvres intermittentes et de la cachexie paludéenne. Mémoire couronné par la Société de médecine de Bruges (médaille d'or, prix 1859). (*In Annales de la société et Gazette médicale de Paris*, 1860.

29° Du rhumatisme et de la diathèse rhumatismale. Ouvrage couronné (premier prix) par la Société de médecine de Gand. (*In Annales de la Société et Gazette médicale de Paris.*) 1866.

EN PRÉPARATION.

De la phthisie catarrhale et de la phthisie tuberculeuse et de leur traitement.

De la diphthérie (angine couenneuse et croup).

Paris. — Imprimé par E. Thunot et Cᵉ, rue Racine, 26.